JN080315

看護教員・学生のための

ICT

Information and Communication Technology

で学ぶ看護

監修●徳永基与子

京都光華女子大学 看護福祉リハビリテーション学部看護学科 学科長／教授

編集●西村舞琴

京都光華女子大学 看護福祉リハビリテーション学部看護学科 講師

総合医学社

執筆者一覧

●監修
徳永基与子　京都光華女子大学 看護福祉リハビリテーション学部看護学科 学科長／教授

●編集
西村　舞琴　京都光華女子大学 看護福祉リハビリテーション学部看護学科 講師

●執筆
西村　舞琴　京都光華女子大学 看護福祉リハビリテーション学部看護学科 講師
（Part1，2，4（1，2），6，巻末資料）
松山　洸斗　京都光華女子大学 看護福祉リハビリテーション学部看護学科 助教（Part3）
鈴木　沙恵　京都光華女子大学 看護福祉リハビリテーション学部看護学科 助教（Part5）
諏澤　宏恵　京都光華女子大学 看護福祉リハビリテーション学部看護学科 准教授
（Part4（3，4））

＊2024年4月より上記学部名に名称変更

はじめに

医療・看護，そして看護教育，それらすべてが人との関わりの中で提供されるものにも関わらず，2019年のCOVID-19の出現により，人との距離をとることが余儀なくされました．それでもなんとか，より良い看護を届けたい！少しでも学生さんに学んでほしい！未曾有の大混乱の中，そんな思いを頼りに，ICTが得意な人もそうでない人も，みんなが試行錯誤してきた数年だったと思います．

ようやく，2023年5月にCOVID-19が5類感染症の区分に移行し，街に活気が戻ってきました．大学のキャンパスも賑わいを取り戻し，授業や演習もCOVID-19による制限なく自由に組み立てられるようになりました．そんな**今こそ，一度立ち止まって，この数年の取り組みを振り返り，改めてどうICTを活用するか考えるチャンスです．**

本書は，**ICTを活用する方法だけではなく，ICTが医療や教育においてどのような位置づけか理解し，授業設計そのものを再構築する一助**になれば，という思いで執筆しました．社会のニーズを捉えられるよう，**ICTや看護・教育に関わる国際的指針や，行政が発出している文書やデータ，ガイドラインなどを数多くご紹介**しています．また，ICTを何の目的でどう活用するか整理できるように，**授業や研修設計の根拠となるID=インストラクショナル・デザインの理論**も，併せて参照できるように構成しました．もちろん！**実際の事例**や，体験をもとにした**実践的なtips**も随所に散りばめています．

改めて整理し，考えたうえで，何を選択するのか，それは**最終的には作る人の「看護観」「教育観」次第**なのだと思います．さまざま吟味したうえで，“やっぱりここは紙の資料を選択しよう”，“手書きで書いてもらおう”，そんな選択をすることもあるでしょう．

看護・教育に関わるものとして必要な姿勢は，ただ漫然と今までしてきたことを続けるのではなく，**変化を恐れずにチャレンジしてみること**，そしてそのうえで，**何が大切か考え選択する**ことではないでしょうか．**ICTはその選択肢の1つにすぎないものですが，活用することで生まれる可能性は無限大です．**

本書が，皆さんのICT活用に関する思考と選択の一助になれば幸いです．

2023年12月5日

執筆者一同

目 次

Part 1
ICTと看護・看護教育

Part 2
ICTを活用した効果的な授業設計

Part 3 ICTの扱い方の基本

Part 4
実例！ICTを活用した看護教育

Part 5 学生からみたICT活用

Part 6 ICTについてのQ&A

巻末資料

Part 1

ICTと看護・看護教育

1 なぜ看護教育にICTを導入しないといけないか？ ～現代社会の変化～

はじめに，質問です．**「授業でICT（情報通信技術）を使ったほうがいい」**と思いますか？（ICTとは何か，については，後のページで詳しく説明します）．この質問は，看護教員の皆さまだけではなく，学生として看護を学ぶ立場の人にも問いかけたい質問です．

私の答えは，「いいえ」です．**「使ったほうがいい」ではなく，「使わなければいけない」**だと思っています．それはなぜか．

医療は，最新のテクノロジーのカタマリです．例えば，遺伝子を操作して癌などを治療する遺伝子治療，３Dプリンティングを用いた術前訓練やオーダーメイド義肢の作成，人工知能によるAI診断など，医療は日進月歩で新しい技術が取り入れられています．そんな医療に携わる人が，常に最新のテクノロジーを使う必要性に迫られる，というのは必然ですね．

“Society 5.0”（**図1**）というフレーズは聞いたことがあると思います．

Society 5.0

狩猟社会（Society 1.0），農耕社会（Society 2.0），工業社会（Society 3.0），情報社会（Society 4.0）に続く，新たな社会という意味で，2016年１月に内閣府が発表した「第５期科学技術基本計画」[1]において初めて提唱されました．

この提言の中で，**Society5.0は「サイバー空間（仮想空間）とフィジカル空間（現実空間）を高度に融合させたシステムにより，経済発展と社会的課題の解決を両立する，人間中心の社会（超スマート社会）」と位置づけられています．**

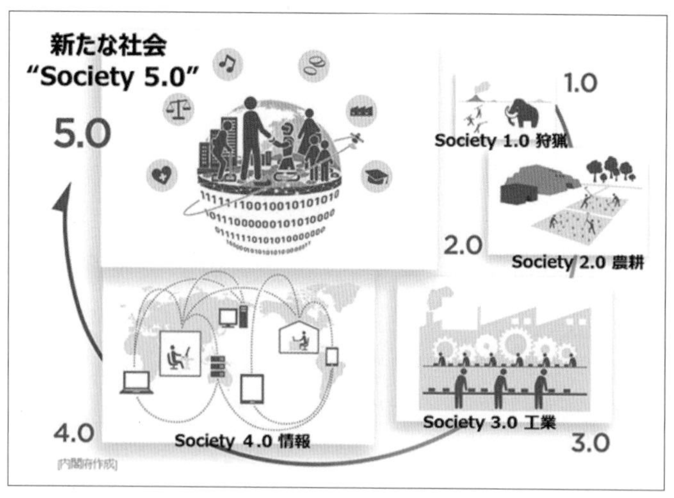

図1 “Society 5.0”
（内閣府ホームページより引用）

現在，AIやIoT，ブロックチェーンなどの革新的なデジタル技術が発展し，社会のあり方が大きく変わろうとしています．この**デジタルトランスフォーメーション（デジタル革新）＝DX**の波は止まることはなく，社会全体がこの方向に向かって進んでいます．

DXとは

デジタルトランスフォーメーション（Digital Transformation）の略称です．「DT」ではなく「DX」と表記されるのは，英語圏では交差するという意味をもつ「trans」を「X」と略すことがあるためといわれています．デジタル技術を用いて，新しい価値を生み出し，社会や経済の変化に対応することを総称して用います．

教育DXとは

「教育DXとは，教育の質の向上や，教育の個別最適化，教育の公平性の確保，教育の効率化等を目的として，教育におけるデジタル技術の活用を促進することである」と定義されています[2)]．

いかに新しい技術が生活を一変させるか，これまでのSociety1.0～4.0の歴史が物語っています．そして，いかに変化のスピードが加速しているかも，こうして歴史を振り返れば一目瞭然です．**テクノロジーの進化は絶対に止まらないし，戻りません．**ごく一部の人だけが使っていたスマートフォンも，あっという間に世界中に普及し，今やスマホのない生活なんて考えられません．Society5.0に向かうこの時代において，もはやICT技術は使ったほうがいいもの，ではなく，使って当たり前のもの，ということです．

世界のテクノロジーの進化とともに，医療もすさまじいスピードで変化しています．私たち教員は，そんなすさまじい変化の荒波を乗り越えられる医療人（看護師）を育てていく立場にあります．**ICT技術を使いこなすことは，医療人として必須のスキル**であり，その土壌を作るために，**看護を学ぶ学生のときからICT技術を使っていくことは当然の義務**なのです．

「ICT技術により，情報が民主化された」といった表現が使われます．たしかに情報通信技術によって，誰でもが新しい技術の情報を知り，新しい技術をすぐに導入できる社会になりました．しかし，その機会が平等にあるというだけで，情報に積極的にアクセスする人としない人・新しい技術を使う人と使わない人で，その格差は広がる一方だということを頭に入れておかなければいけません．**自分で情報にアクセスし，新しい技術を使い，そして新しい技術を使うことで発生する危険から自分で身を守れる，そんな力＝情報・デジタルリテラシーが，学生にも教員にも必要です．**

ここまでで，授業にICT技術を“使ったほうがいい”ではなく，“使わなければいけない”ということ，そしてそのためには，教員も学生もリテラシーを向上させていかなければいけないことがよく理解していただけたかと思います．そのためにPart2から具体的な方法をお伝えするのですが，スキル以前に，まず，**「変えることを恐れない・面倒**

がらない・新しい技術を楽しむ」，そんなマインドセットが重要ではないでしょうか．

教育分野にも新しい技術がどんどんもたらされます．しっかり勉強してから使おう，なんて思っていたら，いつまでたっても使う日は訪れません．よくわからなくても，どこからでもいいので，とりあえず使ってみる・導入してみる・ガチャガチャ触ってみる．（学生さんの立場であれば）少しでも授業で触ったことがある，（教員の立場であれば）何か１つでも授業にICT技術を取り入れたことがある，それが今後のすさまじいスピードで変化していく社会を生き抜く，あなたの原動力になるはずです．

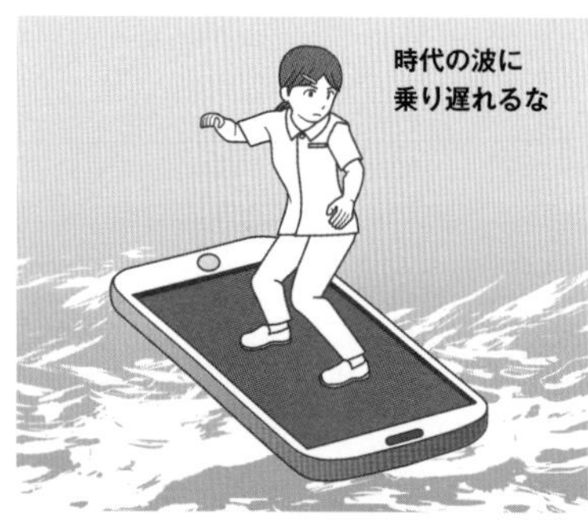

2 医療におけるICT～医療の変化～

ICTとは

改めて，ICTとは，

ICT = Information and Communication Technology（情報通信技術）
“コンピュータおよび通信技術を使用して情報を収集，処理，保存，伝達，表示するための技術”を指します．

国際連合ICTタスクフォースが2002年に発表した“ICT Task Force - Comprehensive ICT Strategy for the Global Community”において，上記のように定義されています．とはいっても，ICT技術が含むテクノロジーの範囲は非常に広いので，もう少し具体的にみてみましょう．

ICT技術の分類方法もさまざまありますが，ここでは，国際標準化機構（ISO）や国際電気通信連合（ITU）などが提供する規格や分類体系に基づいて，機能ベースで４つに分類して整理してみましょう（**表1**）．

これら４つの分類は，独立した存在ではなく，それぞれを組み合わせて私たちは日々，ICTを活用しています．例えば，コンピュータ処理システムを搭載したスマートフォンで，通信技術を駆使しながら，SNSを使用し，オンラインショッピングを楽しみ，撮影した写真はクラウドにアップする．それが当たり前の日常になりましたね．改めて日常のどこにICTが使われているか，切り分けて考えるほうが難しいほどです．

表1　ICT技術の4つの分類

コンピュータ処理	データの処理や解析	データ解析ソフトウェア（例:データマイニング，統計解析） プログラミング言語（例：Java，Python） オペレーティングシステム（例：Windows，macOS，Linux）
通　信	データの伝送や通信ネットワーク	ネットワーク機器（例：ルーター，スイッチ） プロトコル（例：TCP/IP，HTTP，SMTP） 電話通信（例：PSTN，VoIP）
デジタルメディア	画像や音声の処理	グラフィックスソフトウェア（例：Adobe Photoshop，GIMP） 音声処理ソフトウェア（例：Audacity，GarageBand） マルチメディア再生機器（例：テレビ，スマートフォン，タブレット）
データベース	データの保存とアクセス	データベース管理システム（例：Oracle Database，MySQL） クエリ言語（例：SQL） データウェアハウス（例：ビジネスインテリジェンスのデータ蓄積・分析用）

医療におけるICT

医療分野において，ICTの利活用が進んでいます．

2015年・第６回産業競争力会議で，厚生労働省が「医療等分野におけるICT化の推進について」を発表し，ICTを活用した施策を推進することで，医療情報の連携と分析を強化していくことを打ち出しました．その後さらに，2019年には中央社会保険医療協議会*[3)] の中で「医療におけるICTの利活用について」という議題で，情報の連携・分析に加えて，遠隔医療についても現状と課題が議論されました．その後，新型コロナウイルスの影響により，ICTの利活用は加速的に推進されていくことになりました．

ここでは，医療におけるICTの利活用の具体例を１）情報の共有・連携，２）遠隔医療，３）その他，に大きく分けて，ご紹介します．

1）情報の共有・連携

①ナースコールシステム

看護師にとって，最も身近な医療現場でのICTの1つがナースコールです．ご存知のとおり患者の手元にあるボタンを押せば，ナースステーションや看護師が持つモバイル機器に電波が飛び，お知らせが鳴るシステムです．デバイスと，ネットワークの両方の進化により生まれた技術で，今では，病院はもちろん老人ホームなどの施設でもなくてはならない存在です．

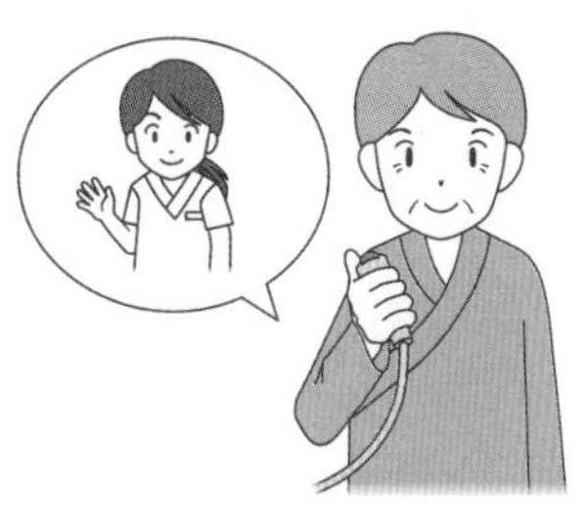

＊**中央社会保険医療協議会**：日本の健康保険制度や診療報酬の改定などについて審議する厚生労働相の諮問機関です．厚生労働省設置法（平成11年法律第97号）および，社会保険医療協議会法（昭和25年法律第47号）の規定により厚生労働省に設置される会です．

②電子カルテシステム

電子カルテシステムは，医療機関や病院で患者の医療情報を電子的な形式で管理するためのシステムです．従来の紙ベースの患者カルテに代わって，電子カルテシステムは患者の健康情報，診断結果，処方箋，手術記録などの医療情報を電子的に保存，更新，共有することができます．電子カルテシステムにより，医療従事者同士の即時の情報共有が可能になり，データ検索や更新の効率を飛躍的に向上させました．

日本では，2001年12月，e-Japan構想の一環として厚生労働省が策定した「保健医療分野の情報化にむけてのグランドデザイン」[4)] において，電子カルテシステムの普及が目標として掲げられ，2020年時点で400床以上の一般病院では91.2％の病院が導入しています．一方，病床数の少ない病院も含めた一般病院全体では57.2％の普及率にとどまっているのが現状です（**表2**）．

③オーダリングシステム

オーダリングシステムは，医療現場で医師や医療従事者が検査や処方，手術などの医療オーダーを電子的に行うためのシステムです．従来の紙ベースのオーダー書類に代わって，電子的な方法で医療オーダーを作成，送信，管理することができます．電子カルテシステムと連動して使用されていることが多く，正確性が向上し，オーダーの変更などが迅速に共有できるようになりました．2020年時点で400床以上の一般病院では93.1％の病院が導入しています（**表2**）．

さらに，オーダーされた薬剤をバーコード管理する，バーコード医薬品管理システムも，ICTにより可能になったことです．薬剤を投与するときに，ラベルシールに印字されたバーコードと，看護師が携帯しているモバイル機器と照合することで，最新

表2　電子カルテシステムなどの普及状況の推移

電子カルテシステム等の普及状況の推移

電子カルテシステム	一般病院（※1）	病床規模別			一般診療所（※2）
		400床以上	200～399床	200床未満	
平成20年	14.2％（1,092／7,714）	38.8％（279／720）	22.7％（313／1,380）	8.9％（500／5,614）	14.7％（14,602／99,083）
平成23年（※3）	21.9％（1,620／7,410）	57.3％（401／700）	33.4％（440／1,317）	14.4％（779／5,393）	21.2％（20,797／98,004）
平成26年	34.2％（2,542／7,426）	77.5％（550／710）	50.9％（682／1,340）	24.4％（1,310／5,376）	35.0％（35,178／100,461）
平成29年	46.7％（3,432／7,353）	85.4％（603／706）	64.9％（864／1,332）	37.0％（1,965／5,315）	41.6％（42,167／101,471）
令和2年	**57.2**％（4,109／7,179）	**91.2**％（609／668）	**74.8**％（928／1,241）	**48.8**％（2,572／5,270）	**49.9**％（51,199／102,612）

オーダリングシステム	一般病院（※1）	病床規模別		
		400床以上	200～399床	200床未満
平成20年	31.7％（2,448／7,714）	82.4％（593／720）	54.0％（745／1,380）	19.8％（1,110／5,614）
平成23年（※3）	39.3％（2,913／7,410）	86.8％（401／700）	62.8％（827／1,317）	27.4％（1,480／5,393）
平成26年	47.7％（3,539／7,426）	89.7％（637／710）	70.6％（946／1,340）	36.4％（1,956／5,376）
平成29年	55.6％（4,088／7,353）	91.4％（645／706）	76.7％（1,021／1,332）	45.6％（2,422／5,315）
令和2年	**62.0**％（4,449／7,179）	**93.1**％（622／668）	**82.0**％（1,018／1,241）	**53.3**％（2,809／5,270）

【注　釈】
（※1）一般病院とは、病院のうち、精神科病床のみを有する病院及び結核病床のみを有する病院を除いたものをいう。
（※2）一般診療所とは、診療所のうち歯科医業のみを行う診療所を除いたものをいう。
（※3）平成23年は、宮城県の石巻医療圏、気仙沼医療圏及び福島県の全域を除いた数値である。

出典：医療施設調査（厚生労働省）

（厚生労働省：医療分野の情報化の推進についてより引用）

の情報とマッチしているかを確認することができます．これにより，誤薬防止が進みました．

④電子版お薬手帳

お薬手帳とは，患者（利用者）が受けた薬剤情報を記録するためのノートや冊子のことです．患者の服薬歴を記載し，経時的に管理することで，患者の健康権利に役立てたり，医師・看護師が確認して相互作用や重複投与を防ぐ役割があります．

これまでのお薬手帳は紙の冊子が一般的で，直近の内容しかわからない，服薬履歴を調べるときに時間がかかる，患者が持参を忘れることが多い，などの問題点がありました．これを電子化することで，紙カルテが電子化されるのと同様に，過去のデータがすべてストックでき，検索も一瞬です．

2023年３月31日に厚生労働省から，医療機関やアプリケーションを開発する事業者向けに，「電子版お薬手帳ガイドライン」[5]が発出されました．そこには，ただ紙から電子にするだけでなく，マイナポータル（次ページに記載）の薬剤情報を取り込んだり，電子処方箋やオンライン服薬指導と連携できる機能を求める旨の内容が発表されています．つまり，**ICTの活用によって地域連携・地域包括ケアシステムの推進が期待されている，**といえます．

⑤電子処方箋

④で述べたとおり，従来の病院・施設・個人で完結していた情報の共有・ストックが，施設をまたいで活用されるようになってきました．その代表的な例が電子処方箋といえるでしょう．これまでの紙の処方箋がデジタルになることで，複数の医療機関や薬局で情報を即時に参照したり，重複投薬のチェックなどが行えるようになります．

2022年10月に，「電子処方箋サービスの運用について」厚生労働省から発表があり，そのメリットや運用プロセスが整理されました（**図2**）．そして2023年１月から一部の

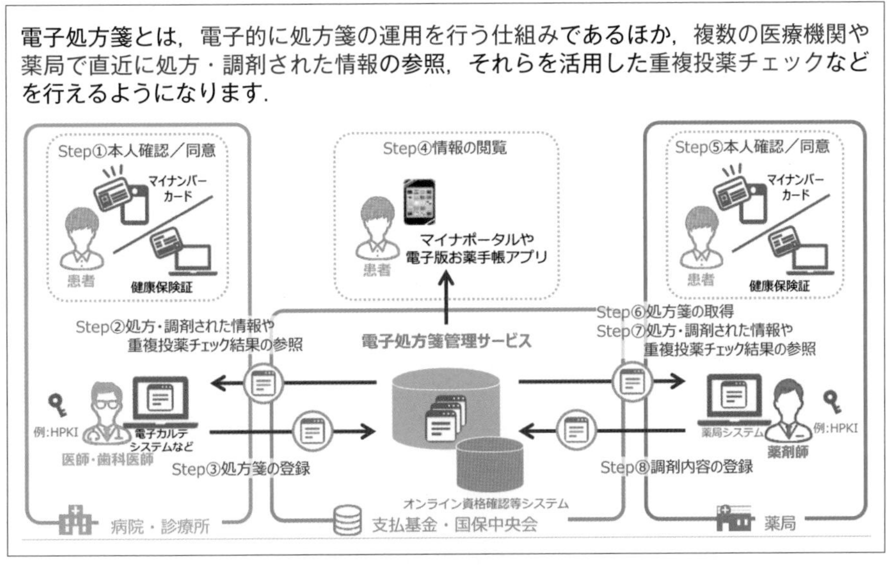

図2　電子処方箋サービス
（厚生労働省：電子処方箋より引用）

医療機関や施設などで運用が開始されています．現時点では，患者や利用者は電子処方箋の利用は義務化されていませんが，医療機関や薬局では2023年４月から電子処方箋に必要な「オンライン資格確認」が義務化されました．今後，すべての処方箋が電子化される未来も遠くないかもしれません．

⑥マイナンバーカードと健康保険証の一体化

健康保険証をマイナンバーカードに一本化させることなどが盛り込まれた，マイナンバー法などの改正法案が2023年６月に成立しました．マイナンバーカードは医療・社会保障・税に関する分野だけでなく，国家資格の手続きや運転免許証などにも，広くその運用範囲が広げられていく見込みです．

マイナンバーカードをめぐっては，関連サービスの誤登録や情報漏れが相次ぎ，実際の運用が軌道にのるまでは今後もさまざまなトラブルが予測されます．しかし，医療機関にマイナ保険証対応が義務化されたことからもわかるように，すべての情報がマイナンバーカードに集約されていく方向に進んでいく可能性は高いでしょう．

2）遠隔医療

ICT技術を活用することで，遠隔にいる人々がビデオ通話やオンライン会議システムを介して，コミュニケーションをとることが容易になりました．特に新型コロナウイルスにより対面でのコミュニケーションが阻害され，遠隔でのやり取りを行う必要性に迫られたことで，遠隔技術とそれを活用するための意識が飛躍的に向上しました．

①オンライン面会

遠隔医療の中で，最も看護師が中心的な役割を果たして行っている（行っていた？）ものの1つがオンライン面会でしょう．コロナ禍で面会が制限された中，画面越しであっても家族の顔を見て声が聞けることが，患者にとって大きな心の支えになりました．しかし一方で，対面でないと伝わらない人との温もりや，満足感を再認識することにもなりました．情報そのもののやり取りが重要な場面ではオンラインは非常に有効な手段ですが，非言語的コミュニケーション，特に感情・感覚面でのコミュニケーションが必要な場面ではやはり対面が一番です．

今後は，**必要に応じてオンラインでの面会も選択できる**，という環境づくりが大切かもしれません．

②オンライン診療

これまでオンライン診療は，対面診療の補完として，離島やへき地の患者などに限定的に行われていました．しかし，ICT技術の進歩により，日常的なオンライン診療に対する現場の要請が高まってきたことから，2018年「オンライン診療の適切な実施に関する指針」[6]が発出され，さらに2018年度診療報酬改定において「オンライン診療科」などが新設されました．

オンライン診療は，いわゆる私たちがイメージする，遠隔で画面越しに医師が患者を診察するもの以外にも，ペースメーカーや在宅酸素療法などを遠隔でモニタリングして行う診断，さらには，医師が他の専門医に遠隔で画像診断を依頼する遠隔診断など，さまざまな形があります．

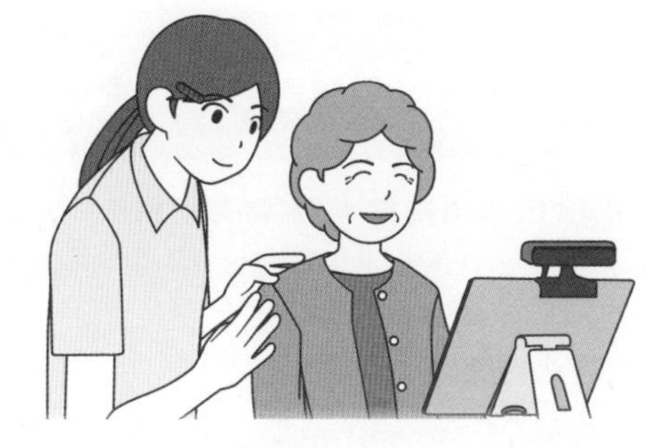

③オンライン指導

栄養士が行う栄養指導，薬剤師が行う薬剤指導，そして看護師が例えば心不全患者に行う生活指導など，患者に対する指導はさまざまな場面で行われています．これらがオンラインで行えるようになることで，より専門的な指導が可能になったり，退院後のシームレスな指導が期待されています．

看護分野でも，病院勤務の認定看護師が訪問看護師のケア補完のために遠隔看護支援システムを導入した例[7]や，慢性疾患を有する高齢者への遠隔看護による在宅療養支援[8]など，遠隔看護の取り組みが報告されています．日本在宅ケア学会が2021年に「テレナーシングガイドライン」[9]を作成し発表しました．しかし，診療報酬の面では，2018年新設の「遠隔モニタリング加算」と2022年新設の「遠隔死亡診断補助加算」以外では，看護師による遠隔指導には診療報酬がつかないのが現状です．今後，制度の拡充が望まれます．

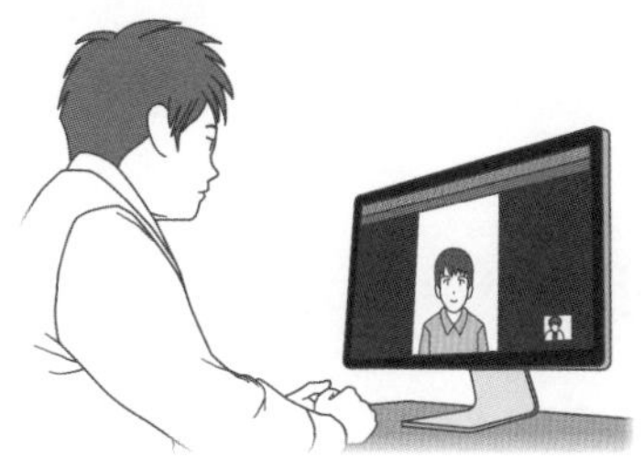

3）XR技術の活用

XR（Extended Reality）技術とは，仮想現実（Virtual Reality：VR），拡張現実（Augmented Reality：AR），複合現実（Mixed Reality：MR）など，現実世界と仮想世界を結びつける技術の総称です．ユーザーはより没入感やインタラクティビティ（双方向性）を体験し，新たな視点や学びを得ることができます．

医療現場でも，その活用が徐々に進んでいます．3つ，その例をご紹介します．

①手術支援

XRを使用して，医師や外科手術チームが手術のプランニングやナビゲーションを行うことができます．3Dモデルや仮想的な手術環境を視覚化し，手術中の正確な位置やアプローチを計画することで，手術の精度や安全性を向上させることができます[10]．

②リハビリテーション

XRを使用した仮想現実（VR）環境や拡張現実（AR）を活用して，患者のリハビリテーションや運動療法を支援することができます．例えば，仮想的なシナリオやゲームを通じて，患者が身体的な動作を行い，リハビリの効果を促進することができます[11]．

③精神療法

XRを使用した仮想現実（VR）環境は，心理療法やストレス管理などの精神療法に活用されます．例えば，不安や恐怖に直面するシチュエーションを仮想的に再現し，患者が安全な環境でそれらに対処するトレーニングを行うことができます．複数のメタアナリシスでもその効果が報告されています[12]．

3 看護教育におけるICT～教育の変化～

前項で，医療におけるICTの活用について，具体例を挙げてきました．読んでくださった皆さまも，少しずつICTを活用する特徴が見えてきたのではないでしょうか．

ICTの特性は，
・情報の共有・ストック・検索ができる
・即時・遠隔でも，通信可能である
・XRなどの先端技術で，現実を超えた体験が可能となる

などに集約できるのではないかと思います．

これらの特性は，当然，教育にも活用されています．その具体例をこれから挙げていくのですが，その前に，**重要な教育の流れについて理解しておく必要があるでしょう．**

教育の未来

世界的な指針 Education 2030

Education 2030とは

OECD（Organisation for Economic Cooleration and Development；経済協力開発機構）が2015年に立ち上げたプロジェクトであり，正確には，「OECD Future of Education and Skills 2030 project（教育とスキルの未来2030プロジェクト）」といいます[13]．複雑で予測困難な世界を生き抜くために，生徒たちに必要な力は何か，そしてそれをどのように育成するのかを検討しています．

2015～2018年のフェーズⅠを終え，2019年５月にフェーズⅠの最終報告書の１つとしてコンセプトノートが公表されました．そこに提示された中心的な概念枠組みが「ラーニング・コンパス（学びの羅針盤）」です（**図3**）[14,15]．その中核となるエージェンシーは，**「変化を起こすために，自分で目標を設定し，振り返り，責任をもって行動する能力（the capacity to set a goal, reflect and act responsibly to effect change）」**として定義されています．旧来型のような教員が学生に知識を伝授する一方通行の教育だけでは不十分であることは自明の事実でしょう．生徒が自分で学んでいくために，ICTの活用は不可欠です．

2019年にコンセプトノートにおいて提示されたラーニング・コンパスの図が示されましたが，もう少し具体的な内容について，2017年10月に示されたOECD学習枠組み2030（**図4**）を参照してみましょう．

知識・スキル・価値観が絡み合ってコンピテンシーにつながること，その中のスキルは，「認知的・メタ認知スキル」「社会・情動的スキル」「身体・実用的スキル」があることが明示されています．**「身体・実用的スキル」の具体例として，新しいICT器機**

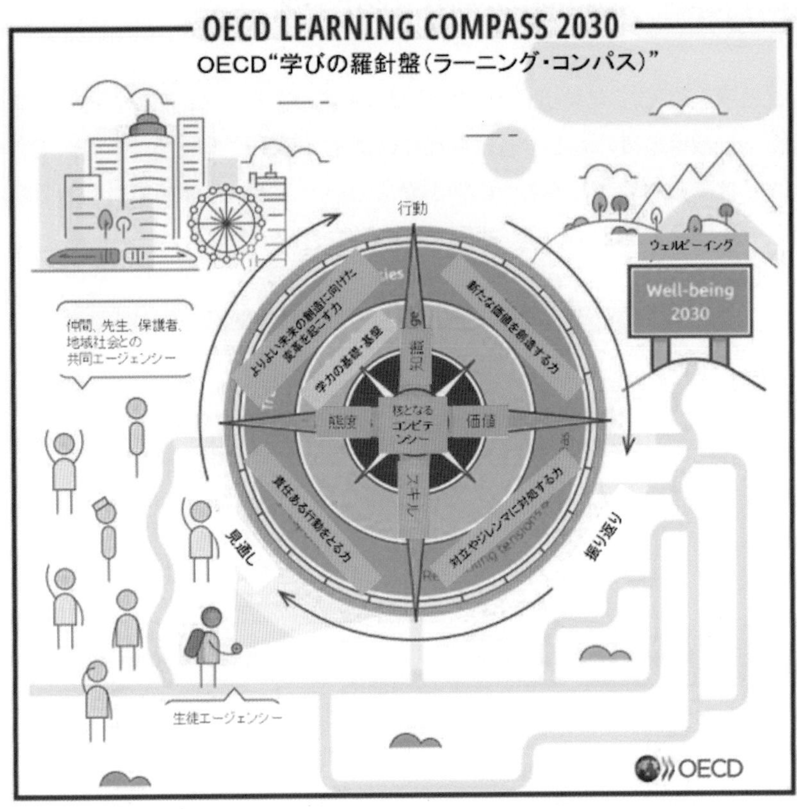

図3　ラーニング・コンパス（学びの羅針盤）
（文献15より引用）

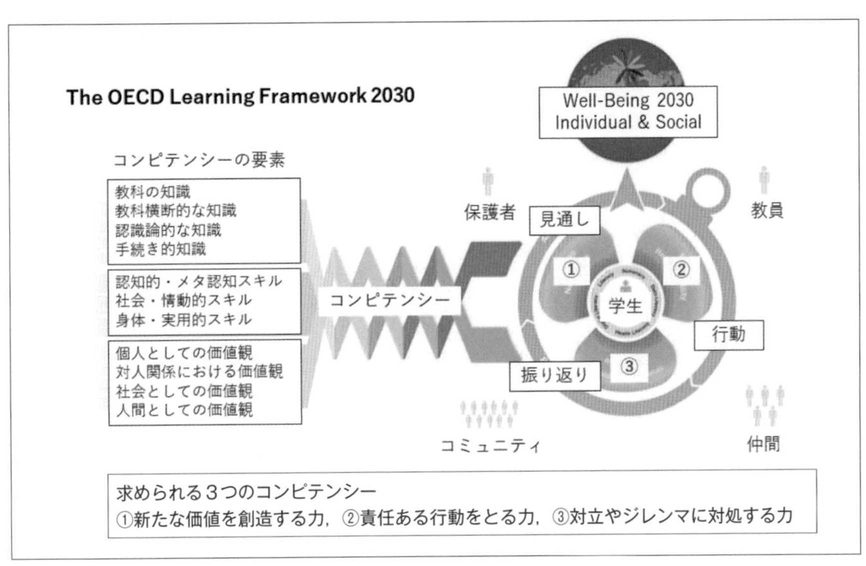

図4　OECD学習枠組み2030
（文献13～15を参照して作成）

を使うことも挙げられています．

日本の教育の未来

現在（執筆中の2023年時点）の学校教育（小・中・高）は，2020～2022年から施行された学習指導要領のもとで進められています（**図5**）．何を学び，何ができるようになるかだけではなく，**どのように学ぶか**に力点をおき，**主体的で対話的で深い学びの視点から，授業を改善していくこと**が重視されています[16)]．

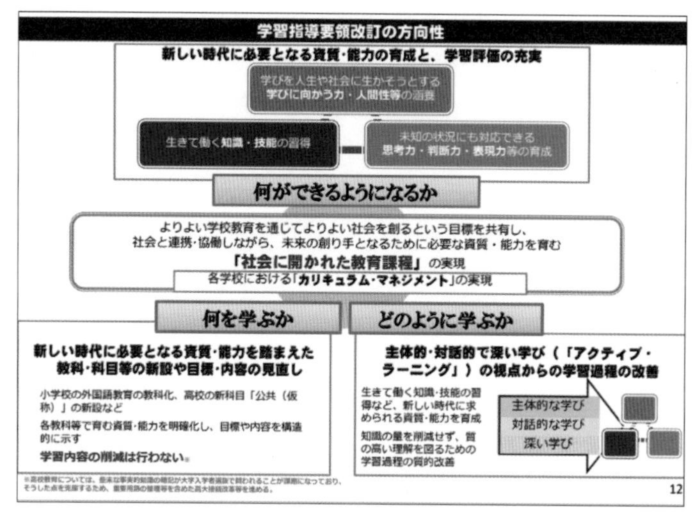

図5　学習指導要領改訂の方向性
（平成29年度小・中学校新教育課程説明会（中央説明会）における文科省説明資料より引用）

そして，これらを実現するための方策の１つとして，**「情報活用能力*1」が言語能力などと同様に「学習の基盤となる資質・能力」と位置づけられるようになりました．**加えて，2019年にGIGAスクール構想*2として，全国の児童・生徒に１人１台のコンピュータ端末と，高速ネットワークを整備する取り組みが発表されました．新型コロナウイルスの影響で，この流れは加速しています．

高等学校におけるICT環境の整備も，2022年１月に文部科学大臣・デジタル科学大臣から発出された「高等学校における１人１台端末の環境整備について」[17)]によると，2024年度には全学年生徒の１人１台端末が整備される見込みとなりました．大学を含む高等教育機関では，学生自身のデバイスを学校に持ち込んで授業に使用する形式であるBYOD（Bring Your Own Device）が多く導入されています．

看護教育におけるICT

現在の看護学教育は，2020年10月に保健師助産師看護師学校養成所指定規則および「看護師等養成所の運営に関する指導ガイドライン」[18)]が改正され，2022年度から適用された改正カリキュラムに基づいて実施されています．今回の改正で，**情報通信技術（ICT）を活用するための基礎的能力やコミュニケーション能力の強化に関する内容を充実させるために，「基礎分野」が13単位から14単位に増加しました．**今後ますます，看護教育におけるICT活用が望まれていることは間違いありません．

では，どのように看護教育にICTが活用されているか，用語の定義を整理しながら具体例を挙げてみましょう．

1）e-ラーニング

e-ラーニングとはインターネットを利用した教育手段で，学生が自分のペースで学習を進めることができます．e-ラーニングを導入する目的は，知識伝達式教育から能動的学習への転換，動機づけ，技能学習におけるマルチメディア教材の活用とオンデマンド教育，医療場面の疑似体験（シミュレーション）学習，アップデートされた知識の提供，医療従事者の卒後・生涯教育，チーム医療・地域連携・遠隔教育など，多種多様です[19)]．

例：学研メディカルサポートの看護実践シミュレーション（https://gakken-meds.jp/school_sim）

接遇・マナーをはじめ，環境整備，看護記録，感染対策といった内容を臨場感のある事例動画や講師による解説動画，ワーク学習が準備されています．

2）e-ポートフォリオ

e-ポートフォリオとは，学習者が学んだことを証明するために作成したデジタルなコレクションのことを指します．それには，プロジェクト，作品，資格証明，リフレクションなどが含まれます．学習者の個々の学習過程や成果を反映し，スキルや知識の成長を示す有効なツールとなります．

例：F.CESS Nurse（https://nurse.new-hopes.healthcare/，Part3参照）

臨地実習の記録をオンラインでチェックすることができ，学生とのコミュニケーション記録や学生評価，実習科目評価などがデータ形式で蓄積されます．蓄積されたさまざまな実習データや評価データを，年度・各実習科目で分析し，エビデンスに基づいた授業管理ができます．学生が，自身の進行状況と成長を継続的に確認でき，学習管理やリフレクションに役立てることが可能です（**図6**）．

3）LMS（Learning Management System）

LMSとは，学習者がコースや資料にアクセスしたり，テストを受けたり，成績をチェックしたりするのを助けるためのソフトウェアツールやプラットフォームのことを指します．LMSは学習の進行を管理し，コミュニケーションを促進し，教材を配布する手段として使用されます．

e-ポートフォリオとLMSは，ともにデジタル学習のツールですが，それぞれ異なる

＊1：世の中のさまざまな事象を情報とその結びつきとして捉え，情報および情報技術を適切かつ効果的に活用して問題を発見・解決したり，自分の考えを形成したりしていくための必要な資質・能力．

＊2：「GIGA」は「Global and Innovation Gateway for All（すべての児童・生徒のための世界につながる革新的な扉）」を意味します．

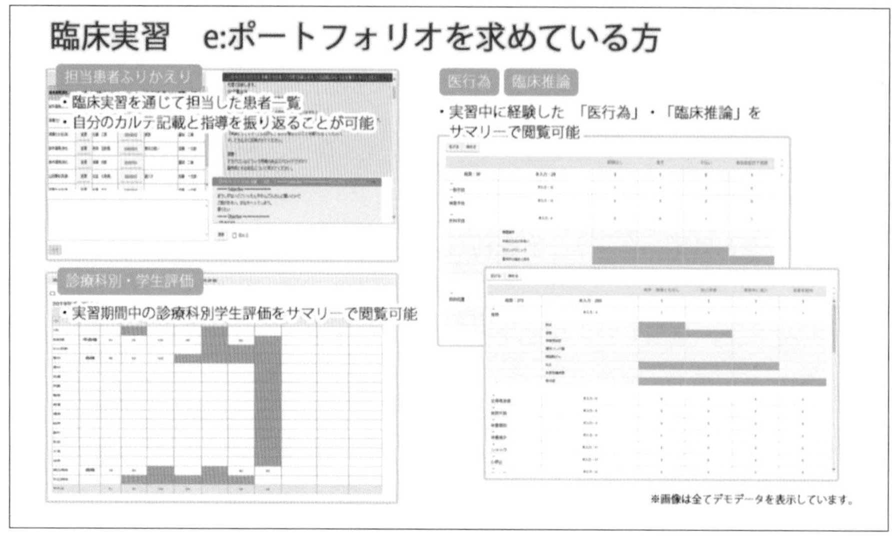

図6　F.CESS
（F.CESS ホームページ（https://new-hopes.healthcare/）より引用）

目的と特徴をもちます（**表3**）．それぞれのシステムは独立して機能することもありますが，しばしば連携して教育的なゴールを達成するために用いられます．

大学ICT推進協議会が2020年度に行った調査によると，LMSの運用状況は年々上昇しており，国立大学では98.0%が，公立大学でも73.7%が全学的に導入・運用しています。（**図7**）[20]．

表3　e-ポートフォリオとLMSの違い

	e- ポートフォリオ	LMS
主な目的	個々の学習結果の証明	学習過程の管理と追跡
提供者	学習者本人	教育機関または企業
中心となる人物	学習者本人	教師または研修担当者
内　容	プロジェクト，リフレクション，資格証明	教材，課題，テスト
フィードバックの源	自己評価，ピアレビュー，教師または指導者	教師または研修担当者

4）学習用アプリケーション

学習用アプリケーションは，学習や教育プロセスを支援し，知識やスキルの習得を促進するために設計されたモバイルアプリケーションです．スマホやタブレットで簡単にいつでも使用できるのが特徴です．

例：電子教科書　ロイロノート・スクール（Part3参照）など

医療・看護に特化したアプリケーションもあります．操作性が簡単に作られていると同時に，ゲーム要素を取り入れたアプリケーションも多く，学生は楽しんで学べます．

例：ヒューマン・アナトミー（Visible Body）：解剖生理学
　　クエスチョン・バンク（MEDIC MEDIA）：国家試験対策　など

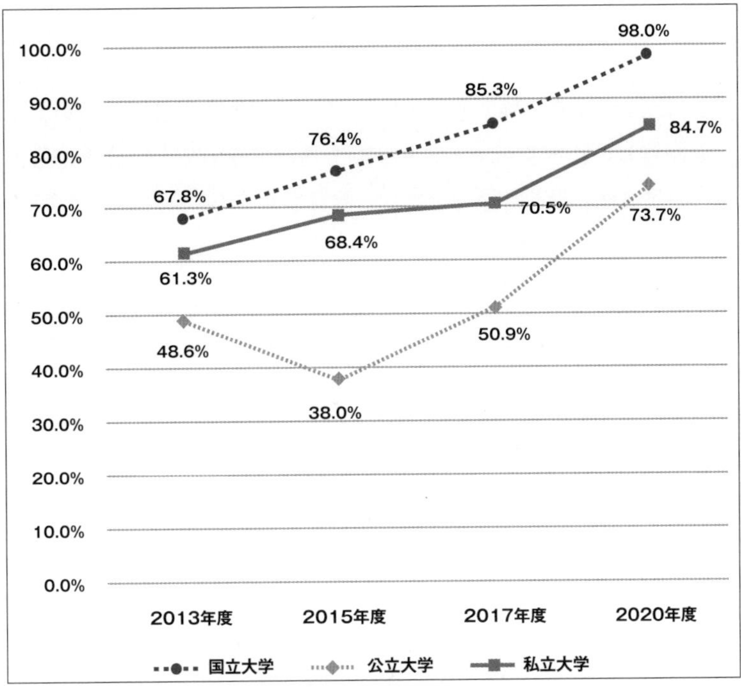

図7　LMSの全額導入・運用状況（大学設置者別）
（文献20より引用）

5）医療教育用電子カルテ

実際の電子カルテを模して作られた教育用の電子カルテです．カルテの閲覧や，カルテからの情報収集などを病院に行かずに学ぶことができます．

例：Medi-EYE（https://medi-lx.jp/cont/servise_medical_eye/）
　　F.CESS nurse（https://nurse.new-hopes.healthcare/，Part3参照）

医療現場でのリアルな状況を模倣し，学生がそのような状況にどのように対処するかを練習できるプラットフォームです．医療教育用電子カルテを利用することで，実習より前に電子カルテからの情報収集に慣れ，看護記録の書き方を身につけることが可能となります．また，実際の病歴や症状をもとにしたケーススタディを提供し，学生がそれらの情報を分析し，アセスメントするための基盤を築くことを可能にします．

6）XRデバイス

「XR」とはExtended Realityの略で，現実（Real）と仮想（Virtual）の間の状態を表す一連の技術を指す包括的な用語です．主にVR（Virtual Reality；仮想現実），AR（Augmented Reality；拡張現実），およびMR（Mixed Reality；複合現実）の3つの技術が含まれます．

これにより，空間的制約から解放され，ユーザーは現実世界と同等のインタラクティブな環境をデジタル空間で体験できることが可能となります．それぞれのデバイスごとの特徴などは，Part3で詳しく説明し，ここでは具体的な看護教育での応用事例を紹介します．

①VR

さまざまな特殊な環境を体験できる，体験型のVR教材が開発されています．現実で体験することが難しい状況をバーチャル空間で再現できることが最大の強みです．何度でも，同じ事例を繰り返し体験できます．看護教育でも，以下のようなVRの活用事例が報告されています．

例
・認知症高齢者の世界を体験できる看護教育プログラム[21)]
・看護の多重課題に関するシミュレーション教育[22)]
・ゲーミフィケーション要素を含む小児バイタルサイン測定VR演習教材[23)]

②AR

ARは，ARグラスなどに映し出した画像を，現実世界と重ね合わせることで成立し，完全にバーチャル空間に入り込むVRとは違って，より現実的な体験を提供しやすいという特徴があります．特に，看護技術の習得などで，今後応用されていく可能性が高い技術です．

例：静脈血採血のセルフトレーニングコンテンツの開発[24)]

③MR

MRは，VRとARを融合させ，ユーザーに現実と仮想の要素を同時に体験させることができる技術です．

例：MR技術と遠隔会議システムを組み合わせた対面×遠隔の採血技術演習（**図8**）[25)]

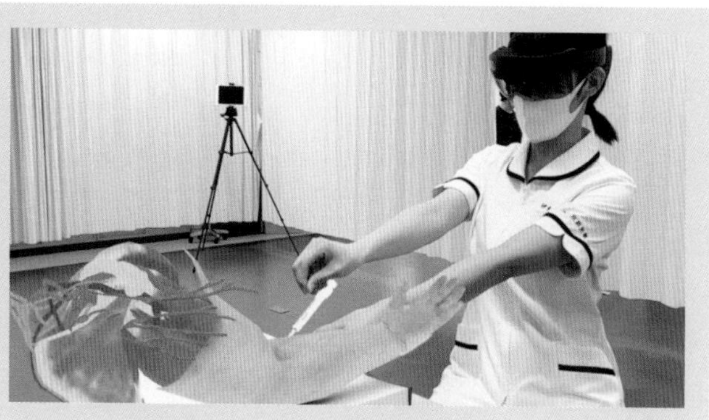

図8　MR技術を活用した採血技術演習の様子

4　まとめ

これらの機器を駆使することで，より効率的で効果的な学習が可能になります．ただし，**それぞれの機器やシステムの特性を理解し，適切な使い方を学ぶことが重要**です．

また，これらの機器は互いに連携して動作するため，**1つのデバイスだけでなく，システム全体としての運用や管理を理解することが重要**です．ICTの進歩により，これまでにない多様な学習スタイルや教育手法が可能になり，教育の質と効率が大幅に向上させることができるようになりました．教員はこれらの機器とツールを理解し，適切に活用することで，学生にとってより魅力的で効果的な教育環境を実現できるでしょう（**図9**）．

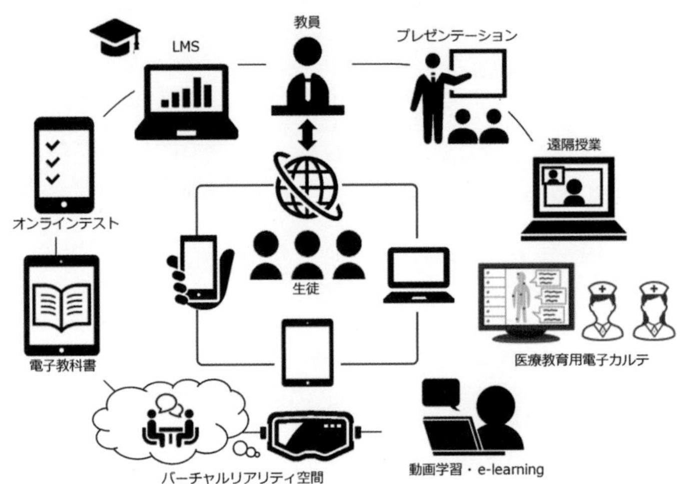

図9　学生にとってより魅力的で効果的な教育環境

文　献

1）内閣府．（2016）．第5期科学技術基本計画．
（https://www8.cao.go.jp/cstp/kihonkeikaku/5honbun.pdf）

2）文部科学省．（2021）．教育DXの推進について．
（https://www.mext.go.jp/a_menu/other/data_00008.htm）

3）中央社会保険医療協議会．（2019）．医療におけるICTの利活用について．
（https://www.mhlw.go.jp/content/12404000/000517679.pdf）

4）保健医療情報システム検討会．（2001）．保健医療分野の情報化にむけてのグランドデザイン．
（https://www.mhlw.go.jp/shingi/0112/s1226-1a.html）

5）厚生労働省．（2023）．電子版おくすり手帳ガイドライン．
（https://www.mhlw.go.jp/content/001082663.pdf）

6）厚生労働省．（2018）．オンライン診療の適切な実施に関する指針．
（https://www.mhlw.go.jp/content/001126064.pdf）

7）井上里恵，藤原奈佳子，郷良淳子．（2019）．病院に勤務する認定看護師が訪問看護師のケアの質を補完する遠隔看護支援システムの有用性の検証．日本看護研究学会雑誌，4（2），195-210．doi：10.15065/jjsnr.20181220047

8）福島康子，加澤佳奈，松井香菜子 他．（2022）．コロナ禍における慢性疾患を有する前期高齢者への遠隔看護による在宅療養生活支援プログラム：1自治体での実施報告．日本公衆衛生学会誌，69（9），676-683．doi：10.11236/jph.21-126

9）一般社団法日本在宅ケア学会．（2021）．テレナーシングガイドライン．
（https://jahhc.qnote.jp/wp-content/themes/jahhc/pdf/guideline20210817.pdf）

10）Holoeyes株式会社，株式会社Dental Prediction，ソフトバンク株式会社．（2021）．5GやXR技術などを活用した歯科領域の遠隔手術支援の実証実験を実施．
（https://www.softbank.jp/corp/news/press/sbkk/2021/20210707_01/）

11）蔵田武志，尾形邦裕，金澤周介 他．（2022）．「遠隔リハビリのための多感覚 XR-AI 技術基盤構築と保健指導との互恵ケア連携」で目指すところ．複合現実感研究，MR2022-11．

12）Dellazizzo, LS., Luigi, M., Dumais, A. （2020）．Evidence on Virtual Reality-Based Therapies for Psychiatric Disorders：Meta-Review of Meta-Analyses. J Med Internet Res, 22（8），e20889. doi：10.2196/20889

13）OECD.（2015）．OECD Future of Education and Skills 2030 project.
（https://www.oecd.org/education/2030-project/）

14）OECD.（2019）．OECD learning-compass 2030.
（https://www.oecd.org/education/2030-project/teaching-and-learning/learning/learning-compass-2030/OECD_Learning_Compass_2030_concept_note.pdf）

15）OECDラーニングコンパス日本語版．（2020）．
（https://www.oecd.org/education/2030-project/teaching-and-learning/learning/learning-compass-2030/OECD_LEARNING_COMPASS_2030_Concept_note_Japanese.pdf）

16）文部科学省．（2019）．新しい学習指導要領の考え方．
（https://www.mext.go.jp/a_menu/shotou/new-cs/__icsFiles/afieldfile/2017/09/28/1396716_1.pdf）

17）文部科学省．（2022年）．高等学校における１人１台端末の環境整備について．
（https://www.mext.go.jp/b_menu/daijin/detail/mext_00226.html）

18）厚生労働省．（2020）．看護師等養成所の運営に関する指導ガイドライン．
（https://www.mhlw.go.jp/kango_kyouiku/_file/1.pdf）

19）真嶋由貴恵，中村裕美子，丹羽雅之，木下淳博 他．（2014）．医療系教育におけるeラーニングの動向．教育システム情報学会誌，31（1），8-18．doi：10.14926/jsise.31.8

20）大学 ICT 推進協議会（AXIES）ICT 利活用調査部会．（2022年7月）．高等教育機関における ICT の利活用に関する調査研究．
（https://ict.axies.jp/_media/sites/11/2022/08/2020_axies_ict_survey_summary_v1.pdf）

21）川上千春，河田萌生，富岡斉実 他．（2022）．神経認知障害をもつ高齢者の世界を体験する VR 教材を 用いた看護教育プログラムの開発．聖路加国際大学紀要，8，151-155．doi：10.34414/00016587

22）佐藤咲樹，Lem Wey GUAN，永代友理 他．（2020）．看護の多重課題に関するシミュレーション教育としてのバーチャルリアリティ演習の効果．VR医学，17（1），15-22．doi：10.7876/jmvr.17.15

23）合田友美，高橋清子，松本宙．（2022）．ゲーミフィケーションの要素を含むVR（Virtual Reality）教材を用いた小児バイタルサイン測定演習の試み．千里金蘭大学紀要，19，131-138．

24）長島俊輔，水戸優子．（2022）．エピソード4　ARを活用した看護技術セルフトレーニング用コンテンツ．
（https://www.nurshare.jp/article/detail/10121）

25）西村舞琴，糸井麻希子，秦勝敏 他．（2022）．Mixed Reality技術を用いた遠隔×対面での看護技術演習の開発．International journal of Japanese nursing care practice and study，11（1），23-31．

＊Webページの参照日はすべて2023年12月12日

Part 2

ICTを活用した効果的な授業設計

1 ICTを使う目的と効果

ICTを活用するうえで，その強みと弱みを整理しておきましょう．

ICTの得意なこと

- ●物理的な距離や空間を超越
- ●情報の共有・保存・検索
- ●教材作成（動画・バーチャルなど含めて）
- ●機械的な評価
- ●最新の情報へのアクセス

ICTの不得意なこと

- ●臨機応変な対応
- ●学習者の感情の動きや反応に合わせた対話

ICTの活用を検討するうえで，大学や病院など組織全体レベルでの活用か，授業単位での活用か，どの単位で何を目的に活用するかを明らかにしておくことは重要です．本Partでは主に，**授業単位でどう活用するか**の考え方をご紹介します．

ICT活用による効果は，以下などが挙げられます（**表1**）．

表1　ICT活用による効果

組織全体	・大学の競争力や知名度の向上 ・対象学生層の拡大 ・幅広い教員獲得	・受験生・留学生の獲得 ・予算コスト削減 ・単位互換・遠隔など他大学との連携
授　業	・学生の学習意欲の向上 ・学生の修了率の向上 ・遠隔授業（オンデマンド型）での利用 ・PBL型授業での利用 ・学外にいる学生に対する学習リソースへのアクセスの向上 ・授業外学習時間の向上 ・教職員の作業効率化	・学生の学習効果の向上 ・教育の質の向上 ・アクティブラーニング型授業での利用 ・学生に対してより便利な環境の提供 ・外部の有用な教材・コンテンツを活用

（文献1より引用）

POINT!

授業（演習や実習を含む）でのICTの活用を考えるにあたって重要なことは，**ICTの活用は方法の選択肢の1つにすぎない！**ということです．
あくまでも，授業設計が土台にあったうえで，何を目的に，どこにどのようにICTを使うか，使うことでどんなメリット（そしてデメリットも）があるかを考えることが必要です．

2 IDとICTを活用した授業設計

ここからは，授業をどう設計するか，インストラクショナル・デザイン＝IDの理論も紹介しながら，ICTの活用方法を紹介していきたいと思います（**表2**）．

インストラクショナル・デザイン＝IDとは，教育活動の効果・効率・魅力を高めるための手法を集大成したモデルや研究分野，またはそれらを応用して学習支援環境を実現するプロセスのことをいいます[2)]．

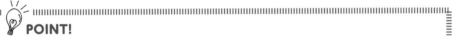

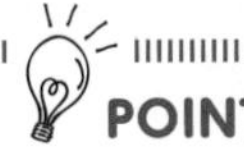
POINT!
ICTもIDも，どちらも活用の目的は，学びを効果・効率・魅力的にすること！です．

表2　本Partで紹介するICTとIDの一覧

活用場面	ICT活用のポイント	関連するID理論
授業全体/ 目標・評価の設計	・授業形態の選択	・ADDIEモデル ・メーガーの3つの質問 ・学習成果の5分類
教授方略の設計 ①事前課題	・オンラインテスト　・電子教科書 ・教材作成　・外部教材の活用	・学びの入口と出口 ・マルチメディア教材設計7原理
②授業時間中	・配布資料の電子化 ・オンラインテスト ・オンライン意見共有	・メリルの第1原理 ・ガニエの9教授事象 ・ARCSモデル
学習評価	・オンラインテスト　・動画撮影と共有	・学習成果の5分類
シミュレーション演習	・高機能シミュレーター　・動画教材 ・XR教材	・GBS理論
実習	・オンライン会議 ・オンラインコミュニケーション ・実習記録の電子化	・経験学習モデル

授業全体と，目標・評価の設計

まずは，全体の設計と，それにかかわる目標と評価の設計について考えます．そのうえで，最適な授業形態を選択します．

1）ID理論

ID①：ADDIEモデル

教育・教材の設計プロセスの手順を示したものです（**図1**）．分析Analysis・設計Design・開発Development・実施Implementation・評価Evaluationのサイクルで教育の設計や改良を目指します[3)]．

Part 2　ICTを活用した効果的な授業設計

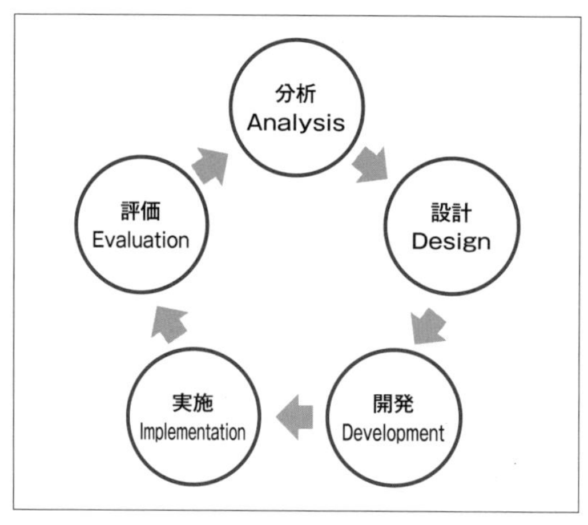

図1　ADDIEモデル

ID②：メーガーの3つの質問

授業設計を見直すなら，まずこの3つの質問から！というほど，重要な質問です．

Where am I going?
　　学習目標：教えなければいけないことは何か？
How do I know when I get there?
　　評価方法：教え終わったということはどうしたらわかるか？
How do I get there?
　　教授方略：それを教えるために，どのような教材と教授法が最もすぐれているか？

（文献4より）

ID③：学習成果の5分類と評価方法

何を習得することを目指すのか，それによって，評価方法も教授方法も変わってきます．看護の講義では①②が，演習では②④が，学習の中心になることが多いでしょう（**表3**）．

学習目標と評価方法が定まって初めて，教授方略とICTの活用を検討できます！

表3　学習成果5分類とその評価方法例

	学習成果	成果の性質	評価方法
認知的領域	①言語情報	指定されたものを暗記する	○×問題，多肢選択問題 穴埋め問題など
	②知的技能	規則を未知の事例に適用する	未知の事例に適用させる
	③認知的方略	学び方を学ぶ 自分の学習過程を効果的にする力	学習過程を観察し評価 自己描写レポート
運動領域	④運動技能	体を動かして行う力	実演させる チェックリストの活用
情意領域	⑤態度	あることを選ぼう/避けようとする気持ち	行動の観察，意図の確認 仮想場面での行動選択

（文献5，6より改変）

2）ICT活用

ICT①：授業形態の選択とICTの活用

授業の目的によって，最適な方法を選択することが求められます（**表4**）.

表4　授業形態の種類と特徴

授業形態	オンデマンド型	リアルタイムオンライン型	ハイフレックス型 同じタイミングで対面もオンラインも	ブレンド型 週によって対面かオンラインか A週　B週	オール対面型
得意分野 学習成果	知識の伝達 ①言語情報	思考・判断などの育成 ②知的技能，③認知的方略		技術習得 ②知的技能＋④運動技能＋⑤態度	
メリット	・いつでもどこでも何度でも視聴できる ・早送りや一時停止が自由	・どこでも受講可 ・周囲の学生に気をとられず自分に集中できる	・学生のニーズに合わせて受講環境を選択できる	・目的に合わせて授業形態を選択できる ・メリハリがつく	・その場の反応を把握しやすい ・コミュニケーションがとりやすい
注意点	・受動的になりがち ・学生の質問への回答にタイムラグが発生	・ネット環境の影響に大きく依存 ・オンライングループワークに工夫が必要	・どちらの状況にも注意を配る必要があり，教員の負担が大きい	・学生が授業形態を間違えやすい ・オンライン実施の理由を学生に明示する必要	・その時間，その場所に行かないと参加できない ・十分な場所の確保

特に工夫すべき点

【オンデマンド】

学生は1人でオンデマンド教材に取り組むため，できるだけ1項目の時間を短くするなど，**集中できる仕掛けが，対面やオンライン授業以上に，特に重要**です.

・1つの授業を細かく項目分けする

・項目ごとの教材をできるだけ短時間にまとめる（目安20分まで）

・聞くだけでなく学生がアクションできる課題をセットで作成する

【オンライン】

双方向コミュニケーションをオンラインでどう活性化するかが重要です.

＜教員⇔学生＞

・チャットなどでリアルタイムに学生が質問を書き込めるようにする

・アンケートやオンラインテストなどを活用して理解度を把握する

＜学生同士＞（ブレイクアウトルーム使用時の工夫）

・明確で具体的な課題提示を意識する

・役割分担を最初に決める

・オンライングループワークでの成果物の提出を求める

・グループワークへの貢献度を学生同士でフィードバックする時間をとる

・教員がラウンドする

ここに挙げた工夫は，オンラインに限らず，対面でも重要な内容ばかりです．ただし，特にオンラインでのグループワークでは，なんとなく始めると，非効果的なグループワークになってしまいやすいので注意が必要です.

【対　面】

詳細は次項.

教授方略の設計とICTの活用

よく使用される3つの単語の定義を整理しておきましょう.

●アクティブラーニング

学生が自ら主体的に学ぶ学習法のこと. 文部科学省が推進している学習法で, 学生の能動的な参加を取り入れた授業, 学習法の総称（文部科学省・用語解説より).

●ブレンデッドラーニング

e-ラーニングや集合研修など, 複数の学習方法を組み合わせた学習形態のこと. 学生は自分のペースでオンライン学習を行ったり, 教員や他の生徒と対面で学習したり, さまざまな手法を組み合わせることで, 効率的に知識やスキルを身につける[6].

●反転授業

学校での学習と自宅での学習を反転させる学習スタイルのこと. 生徒は自宅でビデオ授業などを視聴して基礎的な知識を予習し, 学校では講義ではなく, 実技演習やプロジェクト学習, 意見交換など知識の定着や応用力の育成に必要な学習を行う.

“アクティブラーニング”という能動的な学生の学びを生み出すために, 手法として“ブレンデッドラーニング”や“反転授業”を用いる, と目的と手法と整理できるでしょう.

1）事前課題の設計とICTの活用

ID④：学びの入口と出口の3種のテスト

学ぶということは, スタート地点から学習目標へ到達する, ということです. そのために, 入口と出口を整える3種のテストの考え方は非常に重要です.

3種類のテスト[5]

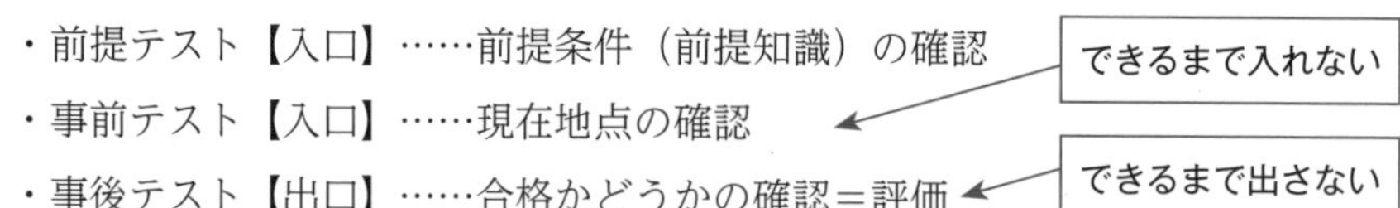

・前提テスト【入口】……前提条件（前提知識）の確認
・事前テスト【入口】……現在地点の確認
・事後テスト【出口】……合格かどうかの確認＝評価
できるまで入れない
できるまで出さない

ICT②：事前課題の目的と活用できるICT

授業の前の課題の目的は, 主に以下の3つです（**表5**). それぞれ適切なICTを活用することで, 効果・効率・魅力が向上します.

表5　課題の目的

目　的	手　法	活用できるICTの例	ICT活用の効果
前提知識を そろえる ＝前提テスト	テスト形式 アンケート形式	Googleフォーム Monoxerなどの外部アプリケーション	テスト結果の集計が簡単になる 問題に動画や音声を含めることができる 繰り返し同じ問題を提供しやすい
現在地点を確認 ＝事前テスト			
授業で学ぶ言語情報（知識）の伝達	文字，画像， 動画情報	電子教科書，PowerPointの資料 PowerPointで動画作成 YouTubeなどの動画教材	学生がより理解しやすいメディアで情報提供できる 反転授業にできる

・【教員が自作する】以外にも，【既存のテストやメディアを活用する】ことも選択肢の1つとして検討すると，選択の幅が広がる
・動画教材などで学生が理解しやすい工夫をする
・動画教材だけではなく，教本や参考資料と連動させて，文章を読んで理解するトレーニングにつなげられるとよりよい

教材を作成するうえで，とても参考になる理論をご紹介します．

ID⑤：マルチメディア教材設計7原理

リチャード・E・メイヤーが2001年にまとめた，効果的に学べる教材設計の原理です（**表6**）．PowerPointでも，動画教材でも，学習教材を作成するうえで，意識するとよりよい教材が作成できます．

表6　マルチメディア教材設計7原理

原理	内容
①マルチメディア原理	文章のみより，画像つきの文章からのほうが，よりよく学べる
②空間近接原理	関連する画像と文章は，ばらばらに配置されるより，同じページ画面上に近接されていたほうがよい
③時間接近原理	関連する画像と文章は片方ずつ提示されるより，同時に提示されたほうがよい
④首尾一貫原理	無関係な文章や画像は除いたほうがよい
⑤モダリティ原理	アニメーションと画面上の説明文（視覚＋視覚）より，アニメーションとナレーション（視覚＋聴覚）の組み合わせのほうがよい
⑥冗長性原理	画面上の説明文＋ナレーションより，ナレーションのみのほうがよく学べる
⑦個人差原理	設計効果は，知識が豊かな学習者より少ない学習者に，空間能力が低い学習者より高い学習者に，より強く作用する

（文献2より引用）

2）授業時間内の設計とICTの活用（オンラインでも，対面でも）

ここでは，今すぐ授業に取り入れたい，取り入れなければいけない!?3つの方法を挙げてみましょう．

ICT③：配布資料の電子化

BYOD＝Bring Your Own Device，個人が所有しているPCやiPadなどを持ち込んで授業で使用することを前提としている大学や施設が増えています．

表7　紙媒体と電子媒体のメリット・デメリット

	紙媒体	電子媒体
メリット	・どこでもどんな環境でも可 ・疲労が少ない ・理解や記憶定着に優位性あり	・情報量に制限なし ・保管や検索が容易 ・印刷費用がかからない ・環境にやさしい
デメリット	・印刷費がかかる ・検索しにくい	・疲れやすい ・デバイスがないと見れない

メリット・デメリットの両面を理解したうえで導入していく必要がありますが(**表7**)，ペーパーレス化の流れは加速していく一方でしょう.

ICT④：オンラインチェックテスト（Googleフォームなどのオンラインテスト機能）

テストは最後にすればいいわけではありません！授業途中にオンラインテストを実施することで，その場で教員も学生も理解度を確認でき，授業のアクセントにもなります.

オンラインテスト作成と実施のポイント

・知識を問うのか，応用力を問うのか，問題の種類を意図的に変える
・教科書など参考にしてもよいのかどうかを明示する
・成績に反映されるか否かをあらかじめ伝える
・時間を適切に区切る

ICT⑤：オンライン意見共有（クラウドツールや学習用アプリケーションの活用）

例：Googleスライドやロイロノート・スクールなど

学生の考えを1人ひとり発表させるのは，時間がかかりすぎる！そこで活用したいのがオンラインの力です．オンライン上のクラウドなどに書き込むことで，全員が同時に回答し，その答えをその場で共有することが可能になります.

メリット

・全員に回答を記入してもらうことで能動的に考えるきっかけになる
・思考を言語化するトレーニングになる
・即時に他の学生がどんなことを考えているか共有できる

注意点

・記名か無記名か

匿名での回答のほうが自由に意見を表明してくれますが，記名のほうが責任をもって回答する傾向があります.

・心理的安全性の担保

「現時点での考えを聞いているのだから，間違っていても大丈夫」「あなたの考えを聞いているのだから，正解不正解はないよ」など，学生が自由に回答しても安全であることを担保しておく必要があります.

ID⑥：メリルの第1原理

M・デイビッド・メリルにより2002年に提唱されたもので，数多くのID理論に共通する要素です（**表8**）．今，実践している教育内容に，この5つが含まれているかを確認してみましょう．

表8　メリルの第1原理

問題（Problem）	現実に起こりそうな課題に挑戦させる →学びの動機づけを高める
活性化（Activation）	過去の経験や知識を思い出させ，新しい課題と関連づけさせる →学びの準備を整える
例示（Demonstration） Tell me でなく　Show me	新しい知識やスキルを具体的な例で示す →学びのモデルを提供する
応用（Application）	新しい知識やスキルを実際に実践させる →学びの確認と強化を行う
統合（Integration）	新しい知識やスキルを現場で応用させる →学びの転移と定着を促す

（文献7より引用）

ID⑦：ガニエの9教授事象

ロバート・M・ガニエが，授業や教材を構成する指導過程を，学びを支援するための外側からの働きかけ（外的条件）と捉え提案した，9つの働きかけです（**表9**）．必ずしも，すべてこの順番どおりに実施する必要はなく，対象者の状況によって，順番を変えたり，省略したり，アレンジが可能です．

表9　ガニエの9教授事象

導　入	事象1	学習者の注意を獲得する
	事象2	授業の目標を知らせる
	事象3	前提条件を思い出させる
情報提示	事象4	新しい事項を提示する
	事象5	学習の指針を与える
学習活動	事象6	練習の機会を作る
	事象7	フィードバックを与える
まとめ	事象8	学習の成果を評価する
	事象9	保持と転移を高める

（文献6より引用）

ID⑧：ARCS モデル

ジョン・M・ケラーによって1980年代に提唱された，学習意欲に関するモデルです（**表10**）．学習意欲を引き出すために何ができるか，4つの分類ごとに整理して確認すると有効です．

表10　ARCS モデル

分　類	要　素	具体例
A　注意 Attention	知覚的喚起	楽しそう！使ってみたい！と思う工夫をする
	探求心の喚起	なぜだろう？素朴な疑問を投げかける
	変化性	1セクションを短く区切る
R　関連性 Relevance	親しみやすさ	これまでの授業との関連を示す
	目的指向性	ゴールを達成することのメリットを強調する
	動機との一致	自分のやりやすい方法で取り組める
C　自信 Confidence	学習要求	現在地と目標の両方を明確にする
	成功の機会	自分で進捗を確かめられるようにする
	コントロールの個人化	自分が努力したから成功した，と思えるように工夫する
S　満足感 Satisfaction	自然な結果	努力の結果がどうかすぐにチェックできる仕組みを作る
	肯定的な結果	ほめて認める
	公平さ	テストの整合性を高め，一貫性を保つ

（文献6，8より引用）

評価の設計とICTの活用

評価は人力→自動＋人力へ！**機械的な評価に任せられるところは，ICTに任せ，人でないといけないところに注力することが大切です．**

1）評価にICTを活用するメリット

・自動化/効率化

・正確性/客観性の担保

・フィードバックスピードの向上

2）適切に評価するためのチェックリスト

・行動で表しているか

・評価の条件を示しているか

・合格基準を示しているか

3）ICTを活用する方法

ICT⑥：オンラインテスト機能

何を評価するかを明確にして，オンラインテストの内容を設定する必要があります（**表11**）．

表11　オンラインテストの種類とポイント

評価する内容	ポイント
知識の“定着” （言語情報）	・選択式の問題はその場で即，自動採点が可能 ・学生もすぐに自分の点数を確認することができる ・記述式の問題は，手動での採点が必要な場合が多い
知識の“応用” （知的技能）	・選択問題を工夫することで，考える問題も自動採点できるように設定できる ・記述式問題を実施する場合には，解答例と提示しておく

ICT⑦：動画撮影と共有による評価

対象の動作を撮影し，動画をクラウドにアップすることで動画評価ができます．特に技術など，動きの評価に有効です．動作を細分化し，チェックリスト化しておく必要があります．

メリット（あとから見返すことができるので…）

- 公平公正な評価がしやすい
- 学生も評価に対して納得感が得やすい
- 自己評価や相互評価が可能になる

デメリット

- その場でのフィードバックや評価はしにくい
- 清拭などの長時間かかる技術は不向き
- いっせいに授業時間内に撮影すると，音声が拾えていないことがある
- 提出前にデータが消えてしまうリスクがある

コラム　AI・音声認証などを活用した自動評価

現在，テクノロジーを活用した自動採点はスポーツ分野や，工場現場の作業工程の確認などで普及し始めています（右：体操のAI自動採点[9]，左：工場での動作分析）．

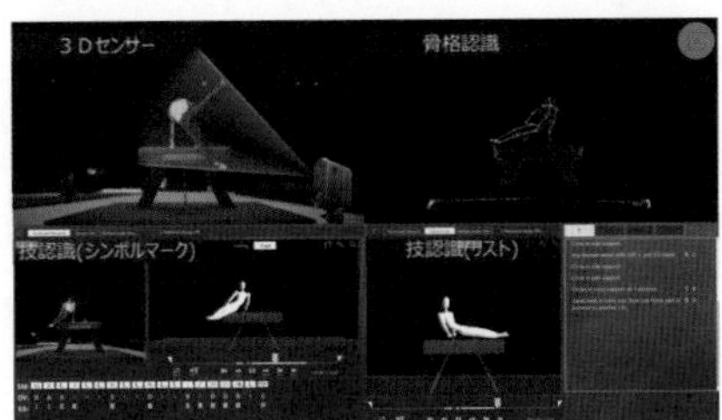

（文献9より引用）

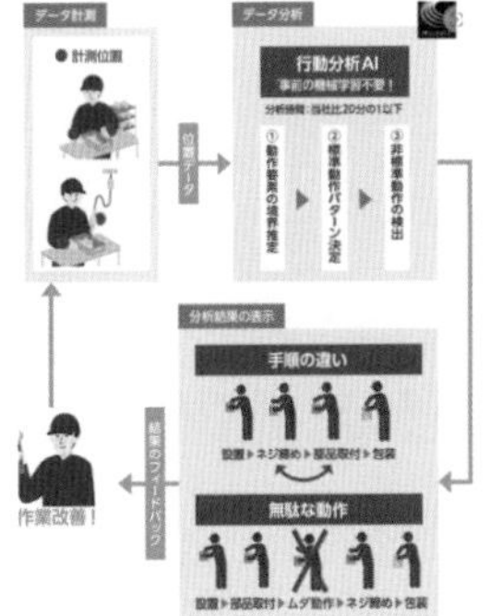

（三菱電機ホームページより引用）

看護技術も，採血など決まった手順の動作は，自動で評価できる時代は近いかもしれません．私たちの研究グループでは，骨格センシング機能（@富士通）を活用して，腰痛予防のために看護師や学生の体の使い方（ボディメカニクスの活用）を可視化できないか取り組んでいます．（下図参照[10]）これまで目視で教員が評価していたものが，重心の高さや腰部前傾角度を機械的に算出することで，根拠をもって学生に指導することができるようになりました．

今後もさまざまな看護技術で機械やAIによる自動評価の応用の幅が広がっていくでしょう．

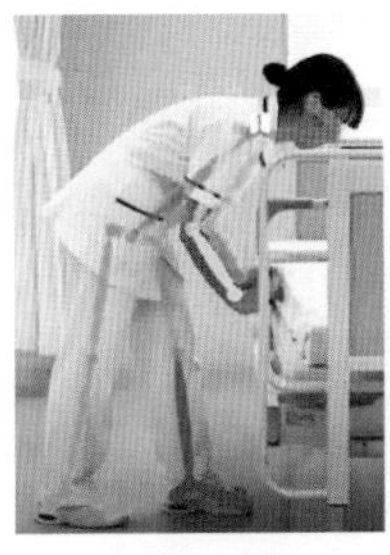

Bad sample
（ID：A18）

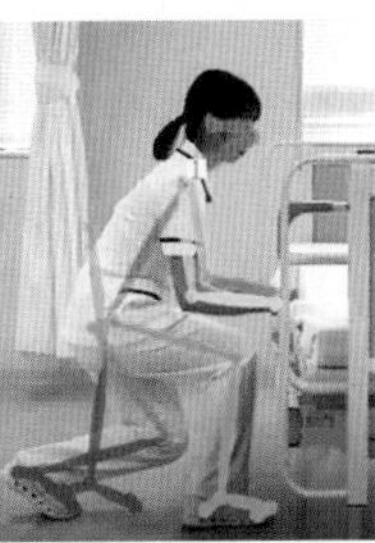

Good sample
（ID：A10）

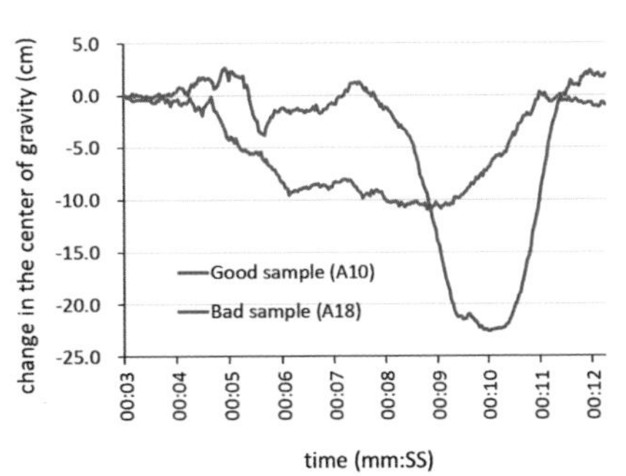

シミュレーション教育にICTを活用する

より実践に近い演習の形として，シミュレーション演習が挙げられます．ICTを活用することで，その応用の幅が広がります．

ICT⑧：シミュレーション教育の方法とICTの活用

表12　シミュレーション教育の方法とICTの活用

	方　法	メリット	デメリット
対　面	模擬患者	・最も臨床の体験に近い ・コミュニケーションの向上も期待できる ・技術も実践練習できる ・即時フィードバック可	・模擬患者役がたくさん必要 ・患者によって内容に差が出やすい ・症例のバリエーションが限定される
	高機能シミュレータ	・リアルな臨床シナリオができる ・安全な環境で急変等も体験 ・データ収集と評価が得意	・高コスト ・シミュレータの台数により演習可能人数に制限あり ・開発とメンテナンスに時間
オンライン	動画教材	・いつでもどこでも何度でも視聴でき，一時停止も可 ・全員が同じ内容を練習可 ・視覚的な説明が得意 ・教材作成のハードルが低い	・リアルな体験は乏しい ・対話や実践はできない ・フィードバックの遅延が生じる可能性がある
	XR教材	・リアルな環境を提供可 ・ゲームライクで学生の興味をひきやすい ・多様な臨床シナリオを体験できる	・高コスト ・コンテンツ開発に時間と労力を要する ・技術そのものの実践は不可 ・VRで頭痛等が出る可能性
（オフライン/オンラインどちらも） 画面共有などでリアルタイム配信		・同時に体験できる人数が増える	・実際体験している人と配信を視聴している人とで体験に差が出やすい

オンライン教材は，何度でもすべての学生に同じ体験を提供できることが最大のメリットで，実際の技術実践は伴わないため，**思考シミュレーションに特化している**のが特徴です．

教員は，シミュレーションの目的に合わせて，オンライン/オフラインや，個人/グループワーク，そして使用するメディアの種類を選択していくことが重要です（**表12**）．

ID⑨：GBS（ゴールベースシナリオ）理論

GBSとは，行動することによって学ぶシナリオ型教材を設計するための理論です（**図2**）．現実的な文脈の中で，**「失敗することにより学ぶ」経験を疑似的に与えるための学習環境**として物語（シナリオ）を構築することを目的としています．**図2**に含まれる要素を網羅することで，適切なシナリオを設計することができます．

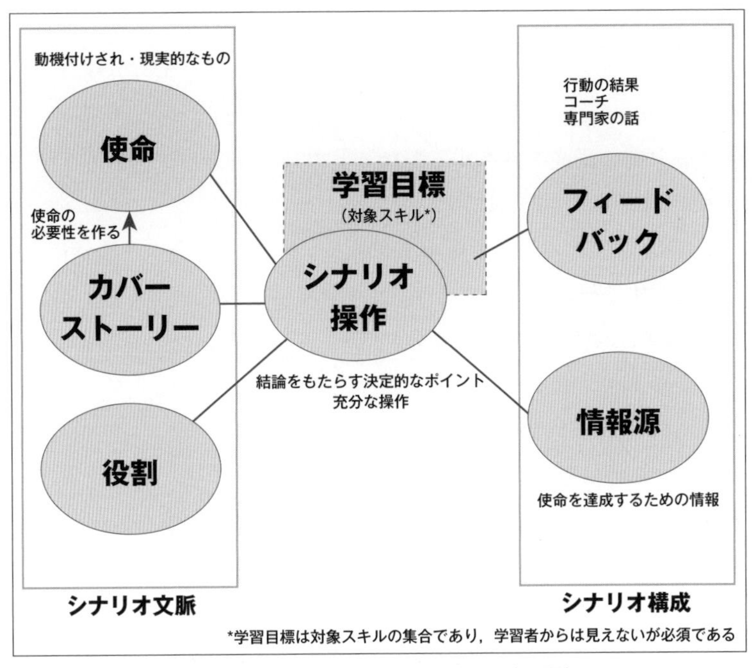

図2　GBS（ゴールベースシナリオ）理論
（文献11より引用）

実習にICTを活用する

実習にICTを活用できるポイントを紹介します．

1）オンライン会議・コミュニケーション

オンライン会議は，おおまかに以下の種類に分けられるでしょう．

・病院や施設との打ち合わせ（病院・施設⇆教員）
・カンファレンス（指導者・教員・学生）
・実習指導（指導者⇆学生＋教員）
・患者とのコミュニケーション（患者⇆学生）

オンライン化することで，**移動の時間がかからない**ことが最大のメリットです．

①オンライン会議やコミュニケーション時の基本チェック事項（教員・学生共通）

☑適切な環境を選ぶ：静かで明るく，できれば背景にも気を配る．

☑テクニカルチェック：カメラ，マイク，イヤホンなどの機器が正常に動作しているか確認し，接続の安定性を確保しましょう．

☑時間に余裕をもつ：開始時間よりも少し早く参加し，技術的な問題に対処できるようにしましょう．

☑プロフェッショナルな外見：カメラの前でプロフェッショナルな格好をし，ビデオに映る自分自身を意識しましょう．

☑ビデオとマイクの使用：ビデオをオンにし，他の参加者と対面のようにコミュニケーションしましょう．また，発言する際にマイクをオンにしてはっきりと話すことが大切です．

☑大きなリアクション：相手の言動に対して，対面のコミュニケーションよりも大きくうなずくなど，大きめのリアクションを意識しましょう．

☑スクリーン共有：画面を共有する際は，他のオープンアプリケーションや通知が表示されないようにしましょう．

☑ミュート：会議中に他の音源からノイズが出ないよう，ミュートを活用しましょう．ただし，発言する前にミュートを解除することを忘れないでください．

☑注意力を保つ：スマートフォンや他のデバイスに気を取られないようにし，会議に集中しましょう．

☑適切な振る舞い：オンラインでも礼儀正しく振る舞いましょう．待っている間に他のことをするのは避けましょう．

☑文書とリソース：会議の前に必要な文書やリソースを用意し，共有することができるようにしましょう．場合によっては，事前送信や資料を郵送しておくことも有効です．

☑プライバシーの保護：画面共有で実習記録等の個人情報が記載されたものを扱う場合には，個人が特定されない記載になっているか，特に注意が必要です．

②セキュリティ対策

学生に必ず事前に伝えるべきこと

・オンライン会議のURLやパスワードを他者に漏らさないよう伝える

・会議を無断で録音・録画しない

教員がすべきこと

・許可がないと入室できない設定になっているかの確認

2）実習記録の電子化

実習記録の電子化は大きなメリットがある一方で，主にセキュリティとテクニカルな部分でデメリットとなりうるリスクがあります（**表13**）．

表13　実習記録の電子化のメリットとデメリット

メリット	デメリット
・手書きによる学生と教員の負担減 ・紙ファイルの持ち運びより紛失リスク減 ・データの整理と検索が容易 ・リアルタイムで共有できる	・情報漏洩の危険性 ・テクニカルトラブルの可能性 ・学生同士のコピー＆ペーストなどの不正行為のリスク

重要なことは，病院に電子カルテシステムが普及してきたように，**実習記録も，アナログ→デジタルの流れになる可能性は高い**ということです．

①電子化の方法

・手段1：大学が導入しているLMSやコミュニケーションツールを活用する（Microsoft

OneDriveや，Teamsなど）

大学などが導入しているシステムであればセキュリティの安全性が担保されていますので，学生に適切に使用方法を指導することで，安全に実習記録をやり取りすることができます．ツールを選択するときには，セキュリティが担保されているかが重要です．

一方で，単独のLMS上だけでは学生との共有やコメントができない場合もあり，操作が煩雑になる場合もあります．

・手段2：専用デジタルツールを導入する（F.CESSなど）

臨地実習の電子化のために開発されたツールを導入することで，電子記録の提出からコメントや共有まで，いっきに1つのツールで完結させることが可能になります．一方，システム導入にコストがかかります．

②環境整備

実習記録を電子化するために，必要な環境整備は以下のとおりです[12)]．

・学生全員が実習記録を作成できる電子媒体とソフトを所有している
・実習記録を提出するためのプラットフォーム（LMSやコミュニケーションツール）が準備できている
・プラットフォームと電子記録の使用方法とルールが整備できている
・実習中に実習記録を閲覧・編集できるネット環境が整えられている
・教員や実習病院・施設からの同意が得られている

③学生に伝えるべき注意事項

学生に対して，**表14**の内容などを**ガイダンスで事前に説明しておくこと**が重要です．口頭による説明だけではなく，**明文化しておくこと**，そしてできるだけ実習前の授業や演習から**事前に導入しておくこと**で，学生の混乱を防ぐことができます．

表14　注意事項（例）

項　目	具体の内容
電子化によるメリットとリスク	・なぜ電子化するのか目的を明確に伝える ・起こりうるリスクを事前に共有する 　デバイスの紛失 　ウイルス感染 　インターネット経由の情報漏洩　など
リスクを最小にするための セキュリティの守り方	・パスワードのかけ方 ・電子メールでの送受信不可 ・フリーWi-Fiの使用不可 ・記録作成時の匿名化の徹底 ・作業可能場所の明示（大学・施設・自宅のみ）
不正行為の定義と具体例	・コピー＆ペーストのルール ・グループ学習と不正行為の違い
トラブル時の対応	・すぐに報告すること ・トラブル時の連絡先

3 ICTの使用にあたって気をつけたいこと

ここでは，ICTの使用にあたって重要な法律を紹介したのち，実際の行動レベルでの留意点について説明します．そのうえで，今後重要になってくるであろう概念である，**「デジタル・シティズンシップ」**についてもご紹介します．

関連法規

1）保健師助産師看護師法

看護職者の守秘義務について，第42条の2で以下のように規定されています．

> 「保健師，看護師又は准看護師は，正当な理由がなく，その業務上知り得た人の秘密を漏らしてはならない．保健師，看護師又は准看護師でなくなった後においても，同様とする．」

上記の守秘義務を違反した場合，第44条の4で，刑罰も定められています．

> 「上記の規定に違反して，業務上知り得た人の秘密を漏らした者は，六月以下の懲役又は十万円以下の罰金に処する．」

なお，学生は看護師免許を取得していませんので，法律上は上記の対象には該当しません．文部科学省「大学における看護系人材養成の在り方に関する検討会」より2020年に発刊された“看護学実習ガイドライン”には下記のとおり記されています[13]．

> 「(3) 個人情報及びプライバシーの保護 実習にあたって実習施設及び大学は，看護ケアの対象者ならびに学生の個人情報及びプライバシーの保護に努める．電子カルテ，訪問や相談の記録，及び実習記録等の取扱いについて，ソーシャルネットワーキングサービスへの書き込み等の禁止など，個人情報及びプライバシーの保護のための具体的行動について大学と実習施設間で確認し，学生へ周知する．電子カルテ等の取扱いについては，実習施設の規定を遵守する．」

看護師免許を取得していない学生は，通常，実習時は学校や病院と守秘義務に関する誓約書による誓約を交わすことが基本であり，それぞれの誓約書の内容を遵守することが義務づけられています．

2）個人情報保護法

個人情報の取扱いに関連する法律として，「個人情報保護法」があります．以下のように個人情報について整理することができます（**表15**）．

表15　個人情報の定義

	メリット	デメリット
個人情報	生存する個人に関する情報で，特定の個人を識別できる情報または，個人識別符号が含まれるもの	氏名，生年月日，住所，電話番号 メールアドレスなど
個人識別符号	サービス利用や書類において割り振られる符号	マイナンバー，保険証番号，基礎年金番号など
要配慮個人情報	不当な差別や偏見などが生じないように，その取り扱いに特に配慮が必要	人種，信条，病名，病歴，診療録 処方箋の内容など

看護学を学ぶうえで，病名や病歴など，要配慮個人情報は扱わざるを得ないため，情報の扱いに特に注意が必要です．

①個人情報を扱う場合の原則

・個人情報に該当する内容は記載しない
・もし記載が必要な場合は，記載しているデータには必ずパスワードをかける

②肖像権とは

「みだりに自分の肖像や全身の姿を撮影されたり，撮影された写真をみだりに公開されない権利」（法律上の明文規定はなく，判例上で認められた権利）です．

肖像権ガイドライン[14]では，写真や動画を公開しても問題がないかどうかチェックする方法を，以下の3ステップで整理しています（**図3**）．

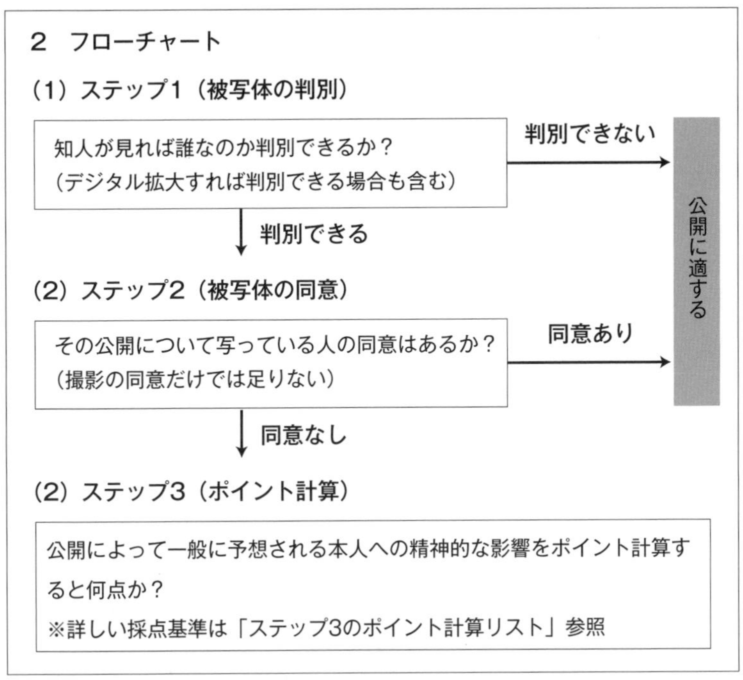

図3　肖像権ガイドラインのフローチャート
（文献14より引用）

ステップ3のポイント計算リストに記載されている，特に授業や実習などに関係する注意が必要なポイントを提示します．以下の場合には，公開時，特に慎重な判断が求

められます.

・撮影の場所：自宅，病院
・撮影の態様：大写しになっている場合，撮られている認識がない
・被写体の状況：肌の露出大，一般的に羞恥心を覚える状況（注意を受けている，ケンカなど）

3）著作権法

著作権法とは，著作物に関し，著作者の権利を定め，これらの公正な利用に留意しつつ，著作者の権利の保護を図り，文化の発展に寄与することを目的としたものです．他人による著作物の利用に関して，禁止されている行為は主に以下の4つです．

・他者が複製（コピーやデータのダウンロード）
・公衆への発信（インターネット上での発信も含む）
・他人への譲渡や貸与
・二次的著作物の創作や利用

ただし，以下の2つの場合には，著作権者の許諾を得ずに著作物を利用できる規定が定められています．

ケース1：引用する場合（著作権法第32条）

> 第三十二条　公表された著作物は，引用して利用することができる．この場合において，その引用は，公正な慣行に合致するものであり，かつ，報道，批評，研究その他の引用の目的上正当な範囲内で行なわれるものでなければならない．

引用を行うために，次のルールで実施する必要があります．

・目的の範囲以内で引用する
・主従関係を明らかにする
・引用部分と自らの表現部分とを明瞭に区別する
・引用元の情報を明示する

ケース2：授業の過程における利用に供することを目的とする場合（著作権法第35条）

> 第三十五条　学校その他の教育機関（営利を目的として設置されているものを除く．）において教育を担任する者及び授業を受ける者は，その**授業の過程における利用に供することを目的とする場合**には，その必要と認められる限度において，**公表された著作物を複製し，若しくは公衆送信**（自動公衆送信の場合にあつては，送信可能化を含む．以下この条において同じ．）**を行い**，又は公表された著作物であつて公衆送信されるものを受信装置を用いて**公に伝達することができる**．ただし，当該著作物の種類及び用途並びに当該複製の部数及び当該複製，公衆送信又は伝達の態様に照らし著作権者の利益を不当に害することとなる場合は，この限りでない．

2　前項の規定により**公衆送信を行う場合には，同項の教育機関を設置する者は，相当な額の補償金を著作権者に支払わなければならない**．

3　前項の規定は，公表された著作物について，第一項の教育機関における授業の過程において，当該授業を直接受ける者に対して当該著作物をその原作品若しくは複製物を提供し，若しくは提示して利用する場合又は当該著作物を第三十八条第一項の規定により上演し，演奏し，上映し，若しくは口述して利用する場合において，当該授業が行われる場所以外の場所において**当該授業を同時に受ける者に対して公衆送信を行うときには，適用しない**．

条文が難しいので要点を整理しましょう．

「複製」とは，複製　印刷，写真，複写，録音，録画その他の方法により有形的に再製すること（コピー，PDF化，スマホ撮影した画像など）．
「公衆送信」とは，公衆送信　公衆によって直接受信されることを目的として無線通信または有線電気通信の送信を行うこと（メール送信，オンラインでの送信，ホームページへの掲載など）．

条文の内容を要約すると以下のようになります．

POINT!

- **原則，授業目的であれば，著作権者の許諾なく，複製や公衆送信が可能である（著作権者の利益を不当に害さない場合に限る）．**
- **ただし，公衆送信を行う場合には，同項の教育機関を設置する者は，相当な額の補償金を著作権者に支払わなければならない．**

つまり，許可取りは不要だが，公衆送信を行う場合には補償金の支払いが必要（**図4**）．

補償金の支払いは，教育機関の設置者が，指定管理団体である「一般社団法人授業目的公衆送信補償金等管理協会（SARTRAS）」に対して支払うため，教員や学生それぞれが個別に支払う必要はありません．

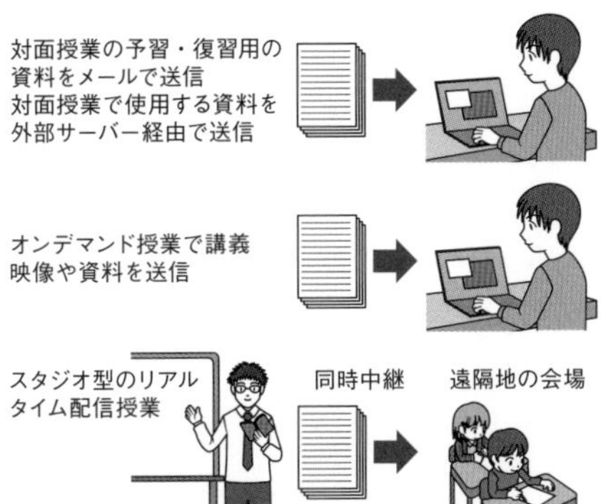

図4　支払いが必要な公衆送信の例
（文化庁：教育の情報化推進のための著作権法改正の概要．2018より引用）

Part 2　ICTを活用した効果的な授業設計

実際の教育上の留意点

以上の法的な根拠もふまえ，実際には以下の点に留意する必要があるでしょう.

1）資料作成時

・画像や図表の使用時は引用元を明確にする

・患者情報を扱うときは表記に注意し，個人が特定できない形にする

・個人情報（学生および患者など）を含むデータは必ずパスワードをかけ，メール送受信でのやり取りを避ける

・資料を提示する際に，正確性や違法性を確認する（特に無料の動画サイトYouTubeなどや出典不明のWebサイトからの引用には注意が必要）

2）遠隔授業時

・学生の名前，顔を画面上で表示するのは最小限を心がける（当然，グループワークなど，顔出しが必要なときもあり，その場合は適切に説明する）

・授業の録画やアーカイブ公開を考えている場合には，公開も含め，学生に事前に許可を得る，カメラオフを選択できるようにする

・録画公開は必要な範囲に限定する（対象者を絞る，視聴期間）

・録画公開した場合，ダウンロード不可の設定にし，動画流出を防ぐ

・授業の様子の録画や撮影は指示がない限り厳禁であることを伝える

3）学生に対して

授業時のルールを明文化し，学生と共有しましょう.

例1：演習時のスマートフォンの持ち込みや使用に関するルール

・録画・録音・撮影の禁止

・SNS投稿の禁止

例2：オンライングループワークのルール

・グループワーク時は，カメラ・マイクをオンにする

・コミュニケーションのルールの提示（順番に発言するのか，司会者が指名するのか，など）

・対面時以上に，反応を大きくリアクションする

・役割分担を行う

・問題が生じたときのヘルプの出し方

・必要時は誓約書を作成し，授業ルール順守に対する誓約を求める

教員も学生も身につけたいデジタル・シティズンシップ

1）デジタル・シティズンシップとは

学生も教員も，全員がスマートフォンを持ち，インターネットに常時接続している昨今，ICTの位置づけは大きく変化しています（**図5**）.

	これまで（GIGA前）	これから（GIGA後）
学校	デジタルは非日常 教員が使わせる教具 ネットコミュニケーションなし	デジタルは日常 子どもが道具立てる文具 情報ライフライン
家庭	日常はデジタル化 生活に不可欠 私的コミュニケーション 勉強以外の情報消費	日常デジタル利用の深化 生活と学びに不可欠 私的公的コミュニケーション 情報消費＋知的生産
	大人の指導＞子どもの活用	子どもの自律＞大人の介入

図5　日常のデジタル化によるICT位置づけの変化
（文献15より引用）

これまでの，情報モラルやメディアリテラシーに関する教育から，より主体的で積極的なデジタルへの参加に向けた，**“デジタル・シティズンシップ”**という考え方がこれからは重要になってきます．**デジタル・シティズンシップとは，デジタル技術の利用を通じて，社会に積極的に関与し，参加する能力**と定義されています[16, 17]．

デジタル・シティズンシップには，情報モラルやメディアリテラシーも含まれます．

情報モラルとは，「情報社会で適正な活動を行うための基となる考え方と態度」のこと[18]．

メディアリテラシーとは，「放送番組やインターネット等各種メディアを主体的に読み解く能力や，メディアの特性を理解する能力，新たに普及するICT機器にアクセスし活用する能力，メディアを通じコミュニケーションを創造する能力等」のこと[19]．

2）デジタル・シティズンシップの9要素

2019年に米国で刊行された「学校リーダーのためのデジタル・シティズンシップ・ハンドブック」でデジタル・シティズンシップを下記の9要素に整理して明確に示しています（**表16**）[16]．

表16　デジタル・シティズンシップの9要素

デジタル・アクセス	テクノロジーとオンラインリソースを公平に配分すること. 教員は, 誰がアクセスできるかできないか, 把握する必要がある.
デジタル・コマース（商取引）	商品やサービスを電子的に売買すること.
デジタルコミュニケーションとコラボレーション	情報を電子的にやり取りし, 共有·創造すること. すべてのユーザーは, 自分の考えをどのように共有するか決める必要がある.
デジタル・エチケット	電子的な行動基準や手続きのこと. デジタルデバイスを使用する際に相手のことを考えるプロセスに関係する. 教員はデジタル・エチケットを教室規則や学習目標の一部に含めることができる.
デジタル・フルーエンシー（流暢性）	メディアリテラシーの議論や, 偽情報・誤情報の識別, 良い情報と悪い情報を見分ける能力, そして学んだスキルを応用する能力が含まれる. ※デジタルリテラシー＋情報リテラシーも含む
デジタル・ウェルネス（健康と福祉）	デジタル世界における身体的・心理的なウェルビーイング（幸せ）のこと. 自分や他者のニーズに合わせた使い分けを知ることが健康的でバランスのとれた生活をするための鍵となる.
デジタル法	オンライン世界の問題に対処するためのルールや方針の策定に関係している. オンラインの世界でもデジタル機器を利用する人たちを危険から守るための仕組みを作らなければならない.
デジタル・権利と責任	デジタル世界で, すべての人に与えられる権利と自由のこと. 教育者は, オンラインでも現実世界でも, 他者を守ることが必要不可欠なスキルであることを生徒に理解させる必要がある.
デジタル・セキュリティとプライバシー	安全を保障するための電子的な予防措置のこと. 学校や家庭で器機を使用する際に, デジタルの攻撃を理解・意識し, それぞれ防ぐ方法を知っておくことが将来にわたり重要なスキルになる.

（文献17より引用）

3）これからのデジタル・シティズンシップ教育

従来の情報モラル教育は, 定まった行動規範やルールを教えて徹底することに重きをおいている一方で, デジタル・シティズンシップ教育は, 行動の善悪を自分で判断できる力を身につけさせることを目指しています（**図6**）.

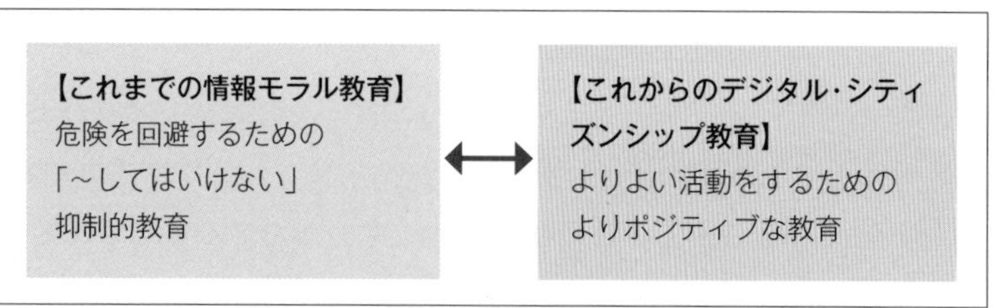

図6　デジタル・シティズンシップ教育

デジタル・シティズンシップ教育における6つのテーマ

①メディアバランスとウェルビーイング
②プライバシー・セキュリティ
③デジタル足跡とアイデンティティ
④対人関係とコミュニケーション
⑤ネットいじめ・オンライントラブル
⑥ニュース・メディアリテラシー

次の学習指導要領の改訂で,「デジタル・シティズンシップ教育を各教科等で推進することを重視」する内容が盛り込まれることが,すでに報告されています[20].

これからの時代を見据えた,ICT教育が求められています.教員も学生も,～してはいけない,という禁止中心の考え方ではなく,上手にICTを活用する姿勢が重要なのではないでしょうか[21](例えば,授業時間内にネットで検索してみる,フリーのYouTube動画などを自由に参照させ,比較検討させるなど).

文 献

1) 大学ICT推進協議会(AXIES).(2020).2020年度 高等教育機関におけるICTの利活用に関わる調査研究報告(速報版).(https://ict.axies.jp/_media/sites/11/2022/08/2020_axies_ict_survey_summary_v1.pdf)

2) 鈴木克明.(2005).e-Larning実践のためのインストラクショナル·デザイン.日本教育工学会誌,29(3),197-205.doi:10.15077/jjet.KJ00004286879

3) ロバート·M·ガニエ,キャサリン·C·ゴラス,ジョン·M·ケラー 他(著),鈴木克明,岩崎信(翻訳).(2007).インストラクショナルデザインの原理.北大路書房.

4) メージャー(著),産業行動研究所(訳).(1970).教育目標と最終行動～行動の変化はどのようにして確認されるか～.産業行動研究所.

5) 鈴木克明.(2002).教材設計マニュアル.北大路書房.

6) 鈴木克明(監修),市川尚,根本淳子(編著).(2016).インストラクショナルデザインの道具箱101.北大路書房.

7) 鈴木克明,根本淳子.(2011).教育設計についての3つの第一原理の誕生をめぐって.教育システム情報学会誌,28(2),168-176.doi:10.14926/jsise.28.168

8) ケラー・J・M(著),鈴木克明(監訳).(2010).学習意欲をデザインする.北大路書房.

9) 松原孝臣.(2021).冗談から始まった挑戦:体操競技で正式導入された「AI採点支援システム」が切り開く未来とは.(https://www.nippon.com/ja/japan-topics/g01218/)

10) NishimuraItoi,M., Tsurumaki,K., Kurushima,M., et al.(2020).Nursing Students' Motion Posture Evaluation Using Human Pose Estimation. International Journal of Learning and Teaching,61(1),43-46.doi:10.18178/ijlt.6.1.43-46

11) 根本淳子,鈴木克明.(2005).ゴールベースシナリオ(GSB)理論の適応度チェックリストの開発.日本教育工学会誌,29(3),309-318.

12) 太田雄馬,西村礼子.(2023).実習記録の電子化の利点と必要な環境整備.看護教育,64(3),280-287.doi:https://doi.org/10.11477/mf.1663202093

13) 厚生労働省.(2020).看護師等養成所の運営に関する指導ガイドライン.(https://www.mhlw.go.jp/kango_kyouiku/_file/1.pdf)

14) デジタルアーカイブ学会.(2021).肖像権ガイドライン.(https://digitalarchivejapan.org/wp-content/uploads/2023/04/Shozokenguideline-20230424.pdf)

15) 豊福晋平.(2021).安心安全な利活用とデジタル・シティズンシップ教育.(20210827-mxt_jogai01-000017383_01.pdf(mext.go.jp))

16) Counsil of Europe.(2019).Digital Citizenship Education:overview and new perspectives.

17) マイク・リブル&マーティ・パーク(著),日本デジタル・シティズンシップ教育研究会,豊福晋平(翻訳).(2023).子どもの未来をつくる人のためのデジタル・シティズンシップ・ガイドブック for スクール.教育開発研究所

18) 文部科学省.(2009).情報モラル教育.(https://www.mext.go.jp/b_menu/shingi/chousa/shotou/056/shiryo/attach/1249674.htm)

19）総務省．（2023）．令和5年度情報通信白書．
（https://www.soumu.go.jp/johotsusintokei/whitepaper/ja/r05/pdf/00zentai.pdf）

20）総合科学技術・イノベーション会議・作業部会．（2022年2月）．教育・人材育成に関する報告書．
（https://www8.cao.go.jp/cstp/tyousakai/kyouikujinzai/6kai/giji.pdf）

21）総務省．（2023）．家庭で学ぶデジタル・シティズンシップ～実践ガイドブック～．
（https://www.soumu.go.jp/use_the_internet_wisely/parent-teacher/digital_citizenship/practice/）

＊Webページの参照日はすべて2023年12月12日

Part 3

ICTの扱い方の基本

1 使用する機器の種類と特徴

パソコン，タブレット，そして特にスマートフォンは，現代の生活に深く根ざしており，その普及率は急速に広がっています．これらのICT機器は，手軽さ，モバイル性，そして機能性を兼ね備えており，いつでもどこでも学習リソースにアクセスするための架け橋となります．ICT機器の活用は，今日の教育における重要な要素であり，これらのテクノロジーを効果的に活用することで，より包括的で参加型の学習環境を作り出すことが可能です．

ICT機器を使用することで，電子教科書や動画教材，オンライン教育，情報共有など，効率的で多様な学習スタイルを可能にします．さまざまなICTツールを活用することで，どのような恩恵を受けられるのか，具体的な使用例とともに解説します．

パソコン

主にデスクトップパソコンとノートパソコンがあり，中でもノートパソコンはバッテリー駆動式のため持ち運びが可能です．パソコンは，現代教育における重要な機器であり，動画教材の作成，Web会議の実施，オンラインでのテストやアンケートの管理，そして情報の共有といった多岐にわたる機能を提供します．その活用は，遠隔教育から対面形式まで，あらゆる教育形態においてみられます．

1）パソコンの活用ポイント

パソコンの活用のポイントを**表1**にまとめました。

表1　パソコンの活用のポイント

ポイント	解　説
オンラインリソース	医学論文，ケーススタディ，治療ガイドラインなどに簡単にアクセスできる．
仮想シミュレーション	パソコン上で模擬的な治療やケアのシナリオを体験できる．
LMS の活用	課題提出，成績管理，オンラインテストなどを効率的に行える．
ビデオ教材	看護手技のデモンストレーションや臨床ケースの解説などが可能．
リモート学習	オンライン授業やウェビナーで，場所に縛られずに高質な教育が受けられる．
コミュニケーション	メール，フォーラム，ビデオ会議ツールを使って効率的に情報交換ができる．

2）パソコンのOSについて

パソコンの主なOSを**表2**にまとました．

3）使用例：成績管理とデータ分析におけるパソコンのメリット

LMS（Learning Management System）は特にパソコンでの利用が推奨されます．パソコンの大きな画面と高度な処理能力を活かして，学生の成績データを一元管理し，さらには高度なデータ分析も行えます．具体的には，ダッシュボードで複数のデータ

表2　パソコンの主なOS

OS	特　性
Windows (Microsoft)	汎用性が高く，多くのソフトウェアが対応しています．世界で最も普及しているOS.
Mac (Apple)	独特のユーザーインターフェース，高いセキュリティ，多くのMac専門アプリケーションがある．
Chrome (Google)	Webベースのアプリケーションが多く，高速で軽量．教育の分野で導入が進んでおり，Chromebookに搭載されている．
Linux	開発者向けのOSだが，自由にカスタマイズできることが特徴．無料で使用できるため導入コストがかからず，低スペックのデバイスでも使用できる．

共通点：Webベースのアプリケーションは，どのOSでも利用可能．クロスプラットフォーム対応のアプリケーションが増え，利便性とアクセシビリティが向上しています．

セットを同時に視覚化できるため，全体像を一目で把握することが可能です．

教員が感じたこと

パソコンでLMSを使用することの便利さは計り知れません．スマートフォンやタブレットでは画面が狭く，多くの情報を一度に表示することが難しいですが，パソコンならばそのような制約がありません．また，マウスとキーボードを使った操作が可能なため，データの入力や編集，複雑な分析もスムーズに行えます．さらに，パソコンの高い処理速度と大量のストレージ容量により，大規模なデータセットも容易に扱えます．これによって，成績管理だけでなく，教育効果の評価や将来の教育計画にも役立つ深い分析が可能になります．このように，パソコンでのLMS管理は，教育の質と効率を大幅に向上させるための不可欠なツールです．特に，高度なデータ分析を行いたい場合や，多くの学生を一元管理したい場合には，パソコンの利用が非常に有用です．

タブレット

特にAppleのiPadなどは，教育現場における強力なツールとして広く認識されています．**それらはパソコンと同等の機能性をもちながら，その携帯性と直感的なユーザーインターフェースにより，ユニークメリットを提供します．**

使用例：手書きメモとインタラクティブな学習

「ロイロノート・スクール（以下，ロイロノート）」（https://n.loilo.tv/ja/）のような学習用アプリケーションをタブレットで使用すると，学生は手書きでメモを取ることができます．さらに，インタラクティブな要素（例えば，ドラッグアンドドロップでの単語の整列や，手書きでの図解作成など）を活用することで，学生は自分自身で情報を整理し，理解を深めることができます．

教員が感じたこと

タブレットでのロイロノートの使用は，非常に有用です．まず，タブレットのポータブル性によって，学生はどこでも学習ができるため，学習時間と場所の制約が大幅に減少します．また，タッチスクリーン機能を活用した手書きメモは，学生が自分自身の言葉で情報を整理する力を高めます．さらに，タブレットは直感的な操作が可能なため，テクノロジーに不慣れな学生でも容易に使いこなせます．これにより，教育のアクセシビリティが向上し，多様な学習スタイルに対応できるようになります．

教員としては，このようなタブレットと学習用アプリケーションの組み合わせが，学生の自主性を高め，より深い理解を促す強力なツールであると感じています．特に，授業中にリアルタイムで学生の進捗を確認できる機能などは，個々の学生に対するフィードバックの質をさらに高める要素となっています．

スマートフォン

現代のテクノロジーが提供する最も革新的なツールの1つであり，その高いモバイル性と即時性により，日常生活だけでなく教育環境においてもその価値が認識されています．いつでもどこでも情報にアクセスし，学習体験をより自由で自己主導的なものにすることができます．スマートフォンの特徴的なメリットはそのモバイル性です．これにより，**ユーザーは自身の位置にかかわらず，インターネットに接続し，情報を検索したり，デジタルコンテンツにアクセスしたりすることが可能となります．**

スマートフォンは，時間と場所の制約から解放され，学習時間と場所を自由に選択できるという意味で，学習体験に大きな柔軟性をもたらします．例えば，YouTube（https://www.youtube.com/）などの動画教材は，スマートフォン上で簡単に閲覧できます．これは，通学中や待ち時間など，従来は活用できなかった時間帯を有効に利用する機会を提供します．また，ZoomなどのWeb会議ツールは，スマートフォン上でも機能します．これにより，ユーザーはパソコンやタブレットがなくても，遠隔地からの会議や授業に参加することができます．

1）タブレット・スマートフォンを使用するメリット

タブレット・スマートフォンを使用するメリットを**表3**にまとめました．

2）使用例：スマートフォンを利用した看護師国家試験対策

学生たちは看護師国家試験に向けて，スマートフォンやタブレットを活用して効率的に学習しています．特に，クイズ形式のアプリケーションを使って，移動時間や空き時間にも学習を進めています．このアプリケーションは，看護の基礎から臨床まで，試験で出題される可能性のある多岐にわたる範囲で問題と解説を提供しています．

表3　タブレット・スマートフォンを使用するメリット

メリット	解　説
ポータビリティ	小型で軽いため，いつでもどこでも持ち歩くことができる.
緊急連絡手段	災害や事故が発生した際に，すぐに連絡をとることができる.
即時情報検索	インターネットを通じて，疾患の情報や薬剤の知識などを即座に調べられる.
アプリケーションの利用	電子教科書・看護技術ガイド，薬剤ガイド，国家試験対策など，専門的なアプリケーションが利用できる.
オンラインコミュニケーション	メッセージアプリケーションやソーシャルメディアで，クラスメートや教員と簡単に連絡がとれる.
学習の柔軟性	空いた時間に短い教材を学ぶことで，効率的に知識を吸収できる. ノートや教科書，資料を電子化することで，物理的なスペースを節約. 紙やプリントアウトの必要が減少し，環境に優しい.

教員が感じたこと

スマートフォンの導入によって，学生たちはどこでも時間を有効に使って学習ができるようになっています．アプリケーションが提供する瞬時のフィードバックは，学生自身が自分の弱点を認識し，どの領域を重点的に学習すべきかを明確にする助けとなっています．また，クイズ形式での学習は，学生たちのモチベーションを高め，試験対策がスムーズに進む基盤を作っています．このようなデジタルツールの活用は，21世紀の教育において非常に重要な要素となっています．学生が自己主導的な学習を促進し，自分自身の学習方法を開発する手段として，スマートフォンは非常に有用です．このような柔軟かつ効率的な学習方法が，看護師国家試験の成功に大いに貢献していると確信しています.

POINT!

デバイスごとの特徴

それぞれのデバイスの特徴を**表4**にまとめました.

表4　それぞれのデバイスの特徴

項目／デバイス	パソコン	タブレット	スマートフォン
LMSの活用	◎	○	○
電子教科書	○	◎	○
ポータビリティ	△	○	◎
即時アクセス	○	◎	◎
スケジュール管理	○	◎	◎
緊急連絡手段	△	○	◎
アプリケーションの利用	○	◎	◎
音声メモや写真の活用	○	◎	◎

XRデバイス

「XR」はExtended Realityの略で，現実（Real）と仮想（Virtual）の間の状態を表す一連の技術を指す包括的な用語です．主にVR（Virtual Reality；仮想現実），AR

表5　XRデバイス

項　目	VR（Virtual Reality）	AR（Augmented Reality）	MR（Mixed Reality）
基本概念	仮想現実．完全にデジタル化された環境での体験できる．	拡張現実．現実世界にデジタル情報を重ね合わせる．	混合現実．現実世界とデジタルオブジェクトが相互作用する．
デバイス	スタンドアロンVRデバイス，PC接続型VRデバイス	スマートフォン，タブレット，ARスマートグラス	MRヘッドセット
体験の特性	ユーザーは完全に仮想世界に没入．	ユーザーは現実世界にいながら，デジタル情報を視界に追加．	ユーザーは現実世界にいながら，デジタルオブジェクトと自然に相互作用．
用途	ゲーム，シミュレーション，トレーニングなど	ナビゲーション，情報提供，インタラクティブな学習など	シミュレーション，設計，医療などでの高度な相互作用．
ユーザーインタラクション	仮想世界内での操作．	現実世界と仮想情報の単純な重ね合わせ．	現実世界とデジタルオブジェクトが複雑に相互作用．
代表的な製品	Meta Quest，VALVE INDEX	Apple ARKit，Google ARCore，Vuzix Blade	Microsoft HoloLens，Magic Leap

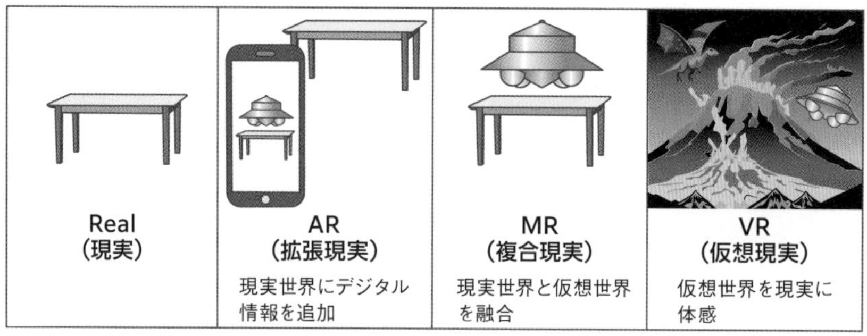

図1　AR・MR・VRの違い

(Augmented Reality；拡張現実)，およびMR（Mixed Reality；複合現実）の3つの技術が含まれます（**表5**（**図1**））．これにより，空間的制約から解放され，ユーザーは現実世界と同等のインタラクティブな環境をデジタル空間で体験することが可能となります．それぞれの違いを以下に示します．

VRデバイスは，ユーザーに360度の全周囲視野を提供します．これにより，ユーザーは自分が実際にその場にいるかのように感じることができ，バーチャル空間を自由に探索することが可能となります．これは，教育環境において特に重要で，特に物理的に現場に出向くことが難しい状況や，危険な環境での訓練においては，VRデバイスが安全な代替手段を提供します．

ARデバイスは，現実世界にデジタル情報を重ね合わせます.スマートフォンやタブレットといったモバイル端末が主流で，ゲームや建築の施工イメージ，観光業といった日常生活でも活用が進んでいます．

MRデバイスはさらなる次元を追加し，現実世界とデジタル世界を融合させます．新しい視点や体験を提供することで，学習の理解度を深めることが可能です．例えば，ユーザーは実際にはアクセスできない場所へのバーチャルな訪問を通じて，その場所についての理解を深めることができます．

したがって，AR，VR，MRデバイスはそれぞれの特性と臨場感により，教育環境におけるリアルな体験を提供します．これらは，学習者がより深く理解し，情報をより長く記憶するための強力なツールとなり得ます．

使用例：VRデバイスによる病室アセスメントシミュレーション

学生たちはVRデバイスを装着して仮想病室に入り，仮想患者の状態（呼吸，心拍，意識レベルなど）を観察し，アセスメントを行います．さらに，病室で患者の状態が突然悪化するシナリオも用意してあります．これにより，学生は緊急状況にどのように対応するかを練習できます．

教員が感じたこと

VRシミュレーションは非常に有用であると感じています．まず，学生が現場で遭遇するであろう病室の状況を非常にリアルに再現できます．これにより，学生は現場での緊張感やプレッシャーに慣れ，精神的にも備えることができます．また，緊急状況に対する対応能力も鍛えられます．実際の現場では，緊急状況が突如として発生することがあります．このシミュレーションを通じて，学生はそのような状況に即座に対応するスキルを磨くことができます．最後に，このようなシミュレーションは，卒業後の現場で即戦力となるスキルを身につけるための貴重な機会となります．教育者としては，学生がより実践的なスキルを磨ける環境を提供できることに大変満足しています．

2 ICTツールの活用法

目的に合わせたICTツールの概要と基本的な操作について簡単に説明します（**表6**）．それぞれのツールの特徴と使い方・機能の一部を紹介します．

表6　ICTツールの概要

目　的	ツール名	概　要	類似のツール
オンラインビデオ会議	Zoom	オンラインでのビデオ会議，ウェビナー，チャットが可能.	Skype, Webex
	Teams	ビデオ会議，チャット，ファイル共有など，チームでのコラボレーションをサポート.	Slack
LMS（成績・進捗管理）	Google WorkSpace for Education	教育機関向けのGoogle Workspace. 成績や進捗の管理，教材の共有が可能.	Microsoft Teams for Education
ファイル共有	OneDrive	クラウドでの共有・共同編集・バックアップができ，マルチデバイスに対応.	Dropbox, Box, Google Drive
動画共有・配信	YouTube	動画コンテンツの保存・配信ができる. 公開設定により特定の相手にだけ公開することができる.	Vimeo, Dailymotion, Twitch, Tiktok
教材の共有	電子教科書（EDX UniText）	テキストや図表などの教材を電子形式で提供. 検索や注釈が容易.	医学書院e-テキスト，デジタルナーシング・グラフィカ,Kindle, Google Books
学習支援	ロイロノート・スクール	プレゼンテーション作成と共有が可能. 手書きノート機能もあり.	OneNote, Evernote
自主学習，国家試験対策	Monoxer	看護教育に特化した自習プラットフォーム. テストや教材が豊富.	看護roo!国試，看護クエスチョン・バンク
看護演習・実習支援	F.CESS Nurse	看護教育専用の看護記録作成ツールであり，医療教育用電子カルテ（Medi-EYE）と連携. e-ポートフォリオによる成績管理も可能.	SimChart
XR遠隔会議	WHITEROOM	看護や医療のシミュレーション教育に特化したプラットフォーム. 看護教育用VR教材を自身で作成できるものもあり，臨地実習に臨むにあたってのトレーニングに活用できる.	mcframe MOTION,

Zoom

Zoomはビデオ通話やウェビナーの実施，スクリーン共有などの機能をもつクラウド会議ツールです．アカウント作成後，サインインして「新規ミーティング」や「スケジュール」を選ぶことで，ミーティングを始めたり計画したりすることができます（**図2**）．また，ミーティングに参加する場合は，提供されたURLをクリックするか，ミーティングIDを入力して参加することができます．ミーティング中には画面共有やチャット機能，参加者のミュート管理などが可能です．無料版と有料版があり，無料版では1回のミーティングが40分までとなります．有料版では，最大30時間のミーティング，録画のクラウド保存，共同ホストの設定，投票機能の追加などが利用できるようになります（2023年10月現在）．オンラインでの活用ももちろん便利ですが，対面授業での資料共有，リアルタイム映像配信，授業の録画にも活用できます．Webカメラや，スマートフォンのカメラ機能を活用し，手元の映像をリアルタイムで配信することで，学生にとってわかりやすい授業設計が可能となります．

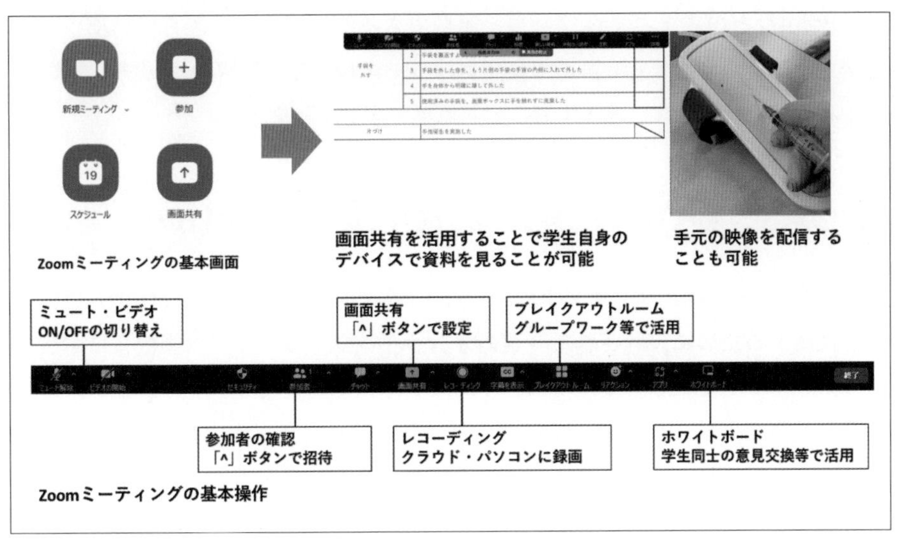

図2　Zoomミーティングの基本操作

Teams

TeamsはMicrosoft社が提供するチーム単位のコミュニケーションを行うプラットフォームで，グループチャットやビデオ会議，ファイル共有などが可能です．小学校～大学まで，あらゆる年齢層の教育で使用されています．文部科学省はTeamsを含めたMicrosoft365の教育活用法をさまざまな事例とともに紹介しています[1)]．

Teamsのホーム画面では，サイドバーでチームを選択することができ，選択したチームの会話やファイル，ノートなどを閲覧できます．1つのツールでさまざまなコミュニケーションを完結させることができるため，複数のツールを立ち上げたりする必要がなく便利です（**図3**）．大人数での利用も可能で，無料版で100人（最大60分），

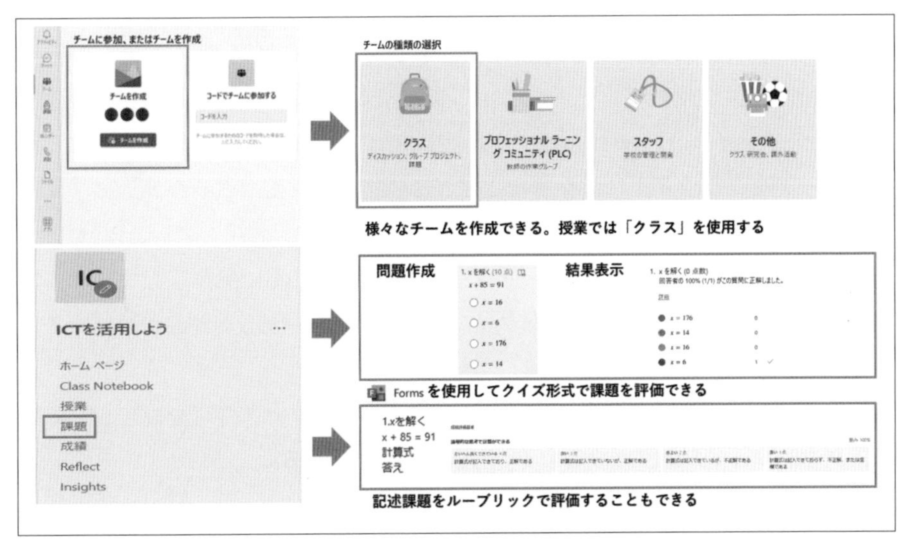

図3　Teamsの基本操作

有料版なら300人（最大24時間）のオンライン会議が開催できます．また，TeamsはMicrosoft365に含まれるアプリケーションの1つであるため，WordやExcel，PowerPointなどのさまざまなツールと連携できるだけでなく，さらに外部ツールとも連携することが可能です．詳細な使用方法は，学校ごとに使用マニュアルを作成し，共有することでスムーズに導入することが可能です．

Google Workspace for Education

Google Workspace for Education（旧G Suite for Education）は，教育機関で使用するために設計された一連のオンラインツールです．看護教育においても多くのメリットを提供します．特に，リアルタイムでのコミュニケーション，リモート授業，教材管理，スケジュール管理などが効率的に行えます（**表7**）．これにより，教員は教育の質を高めることにさらに集中でき，学生も効率よく学習に取り組むことが可能になります．

表7 Google Workspace for Educationのメリット

カテゴリー	ツール名	主なメリット
コミュニケーション	Gmail, Google Chat	セキュアなメール，チャット，音声・ビデオ通話
オンライン会議	Google Meet	ビデオ会議の簡単設定と共有
コラボレーション	Google ドキュメント , Google スプレッドシート , Google スライド	複数人でのリアルタイム編集
教育管理	Google Classroom, Assignments	課題管理，採点，フィードバック
タスク管理	Google Keep, Google カレンダー	スケジュール設定，リマインダー
セキュリティ	Google 管理コンソール	個人情報の保護，セキュリティ設定

OneDrive

OneDriveはMicrosoftのオンラインストレージサービスで，ファイルを共有することでパソコンやタブレットなどからファイルの閲覧や編集，削除ができます．Microsoftのファイル（PowerPointやWord）だけではなく，写真や動画など，さまざまなデータをクラウド上に保存することができます．また，クラウド上にファイルを保存しておくことで，ファイルのバックアップも可能で，利用しているPCが破損した場合でもファイルを復元することができます．OneDriveに保存したファイルにはバージョン履歴機能により，保存したタイミングごとにバージョンをさかのぼってファイルを復元することも可能です（**図4**）．

共有の方法も詳細な設定ができ，例えばファイルのアクセス許可を設定し，編集権限や，ダウンロードの権限も設定することが可能です（**図5**）．

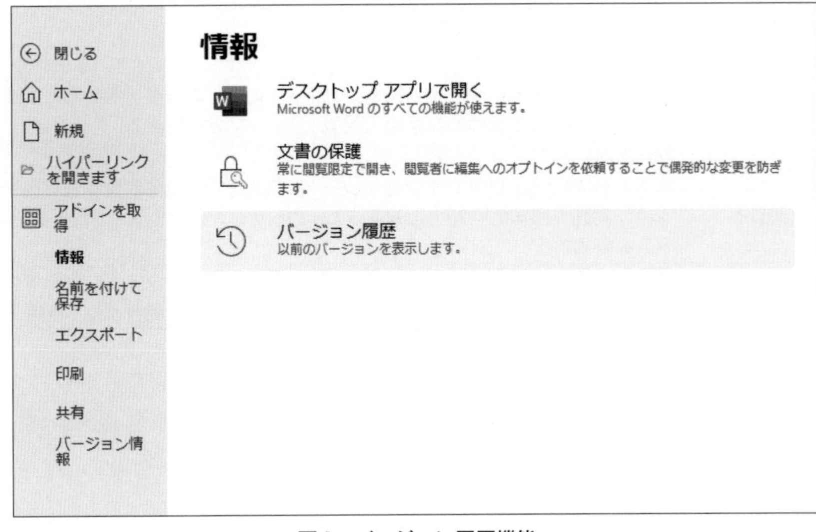

図4　バージョン履歴機能

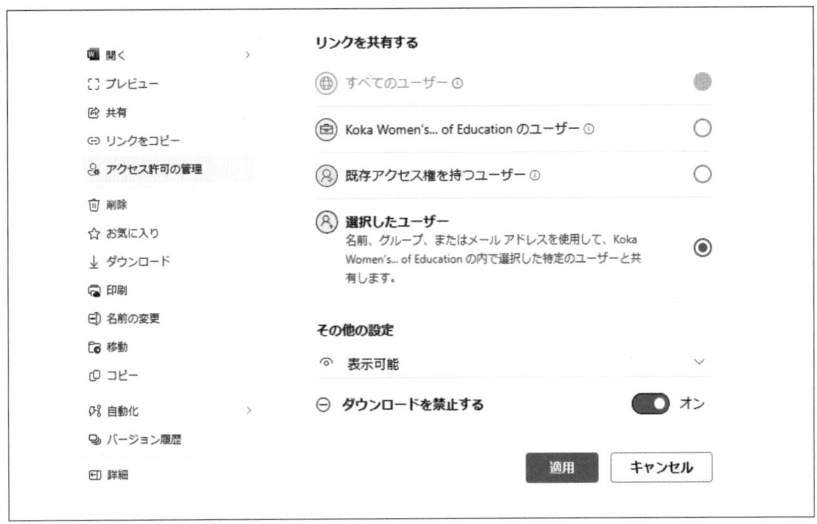

図5　共有方法の詳細な設定

YouTube

YouTubeは，**ビデオ共有プラットフォーム**で，教育的な動画も多く見つけることができます．特定のビデオを探すには，検索バーを使用します．また，"チャンネル登録"ボタンをクリックすることで，特定のチャンネルの新しい動画を常にチェックすることができます．操作は，再生/一時停止，早送り/巻き戻し，字幕の表示/非表示，画質の調整などが基本的な操作となります．看護教育では，実際の臨床現場を模した状況や手技を視覚的に理解することが重要です．動画教材はこの視覚的理解を支援し，また学習者が自分自身のペースで学ぶことを可能にするツールです（**表8**）．

表8　動画教材のメリット

種　類	内　容	メリット
手技動画	特定の看護技術や手順を示す動画．血圧測定，採血など具体的な手順を視覚的に示す．	学生の手技の理解を深める．手順を順に追って学習できる．
シミュレーションケーススタディ	複雑な患者状況を模倣するシミュレーション動画．臨床的判断力と思考プロセスを養成する．	批判的思考と臨床的推論を促進．実際のシナリオに対するアプローチを学ぶ．
講義とプレゼンテーション	講義の録画やスライドショー形式のプレゼンテーション．視覚的情報を提供．	視覚的な学習スタイルに合う学生に適している．復習資料として有用．

YouTubeには動画をアップロードして配信することができ，1動画あたりのアップロード容量に上限はあるものの，1アカウントあたりのアップロード容量に上限はありません．以下に，YouTubeに動画をアップロードするための簡単な手順を示します．

・動画のアップロード方法

①Googleアカウントを作成する

②YouTubeからGoogleアカウントを使ってログインする

③チャンネルを開設する

④動画をアップロードし，詳細を設定する

⑤公開設定（**図6**）により，視聴できるユーザーを限定することができる

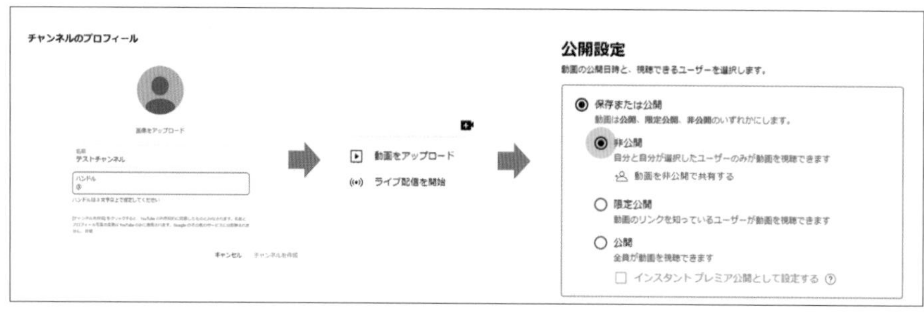

図6　YouTubeの公開設定

電子教科書（EDX UniText）

電子教科書は，学習材料をデジタル化したものです．電子教科書を開くには，通常，特定のアプリケーションまたはWebブラウザが必要です．各ページはクリックまたはスワイプで進むことができ，特定のページや内容を検索する機能も多くの電子教科書に備わっています．EDX UniText（https://www.d-text-service.jp/product/）は，教務システムやLMSと連携し，シラバス登録から電子教材・配信までワンストップで提供することができます．他には，医学書院eテキスト（https://www.igaku-shoin.co.jp/igs-etext）や，デジタルナーシング・グラフィカ（https://www.medica.co.jp/topcontents/dng/）が代表的です．

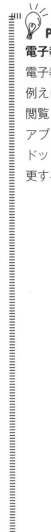

POINT!

電子教科書をより有効に使うマルチウインドウ

電子教科書を活用する際は, 2画面表示（マルチウィンドウ）が便利です（**図7**）. 例えば, iPadではSplit Viewと呼ばれており, 電子教科書やインターネットを閲覧しながら, メモをとったり資料を作成することができます. Split Viewは, アプリケーションを使用しているときに, アプリケーション上部にある3つのドット「・・・」をタップし, 表示方法を選択することでマルチウィンドウに変更することができます.

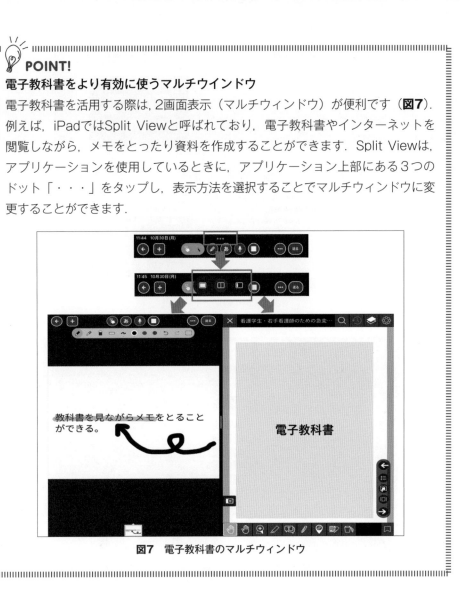

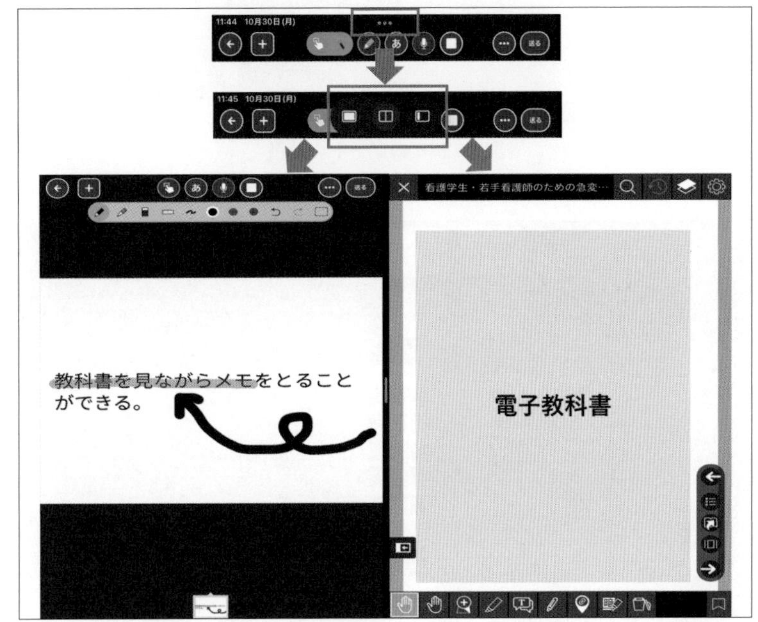

図7　電子教科書のマルチウィンドウ

ロイロノート・スクール

ロイロノート（https://n.loilo.tv/ja/）は, ノート作成と学習のための多機能なアプリケーションです. ロイロノートは,「自ら考え, 仲間と学ぶ」ことを理念としており, 看護を学ぶ者にとって非常に重要な視点であると考えられます. 自分の考えを仲間と共有し, 学び合う授業はよりよい学習へと導いてくれます. 先生と学生もコミュニケーションをとりやすく, 双方向授業が簡単に導入でき, 思考の可視化にも役立ちます（**図8**）.

テキスト, 画像, 図表などを自由に追加し, カードとして編集することができます. 生徒が主体的に思考をまとめ, 生徒同士が共同で学習し, 教師と双方向な授業が可能となります. 教材を配布し, 授業を記録することができ, 一括管理することができます. 以下は, ロイロノートの基本的な操作画面です（**図9, 10**）.

ロイロノートにはカメラ機能が搭載されており, 学生が所持しているタブレットやスマートフォンを利用して画像・動画を撮影することができます. これは実技を伴う

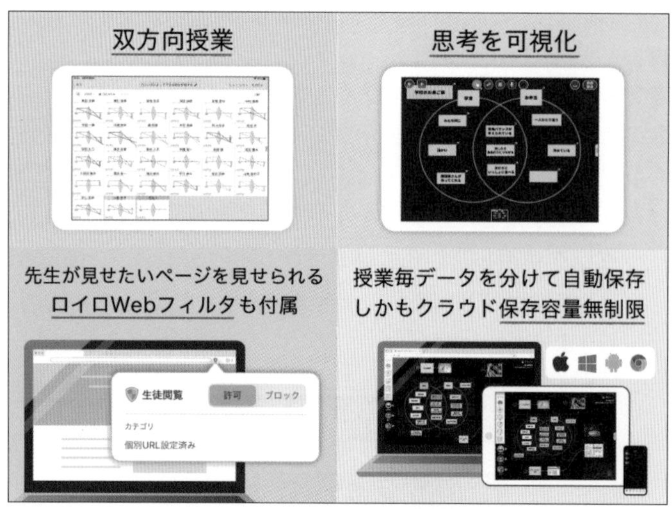

図8　ロイロノートの特徴
（ロイロノートホームページ（https://n.loilo.tv/ja/）より引用）

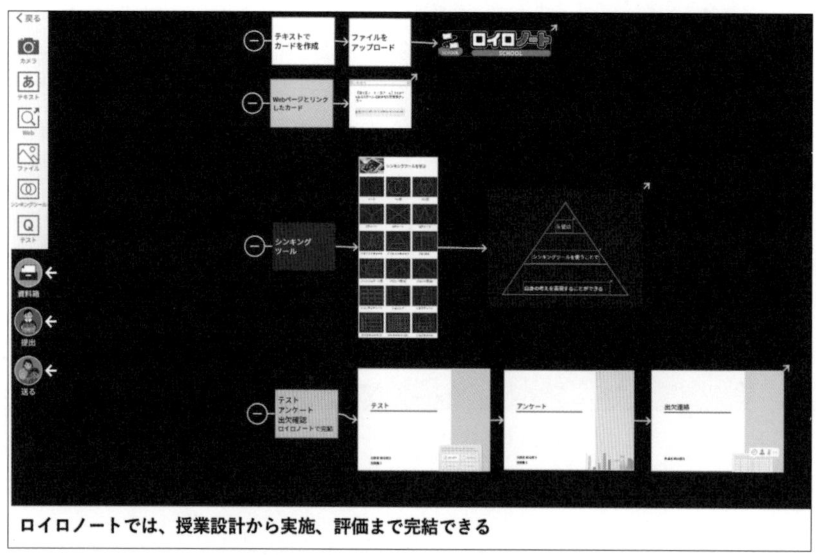

図9　ロイロノートの基本操作①

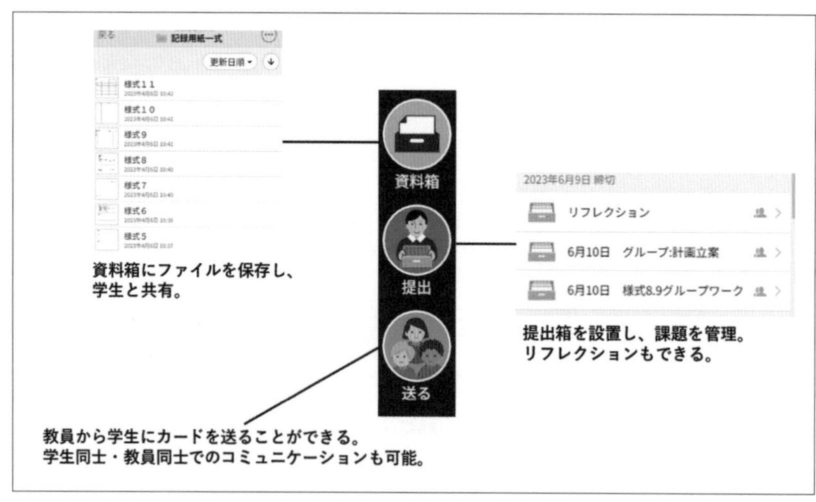

図10　ロイロノートの基本操作②

演習の評価で活用でき，ベッドメーキングの完成写真を提出してもらうことで評価ができるほか，採血や導尿，足浴の実施動画の手順を評価することも可能となります．ロイロノート上で双方向的なコミュニケーションも可能であるため，授業時間外でも学生の看護技術の向上に役立てることができます（**図11**）．

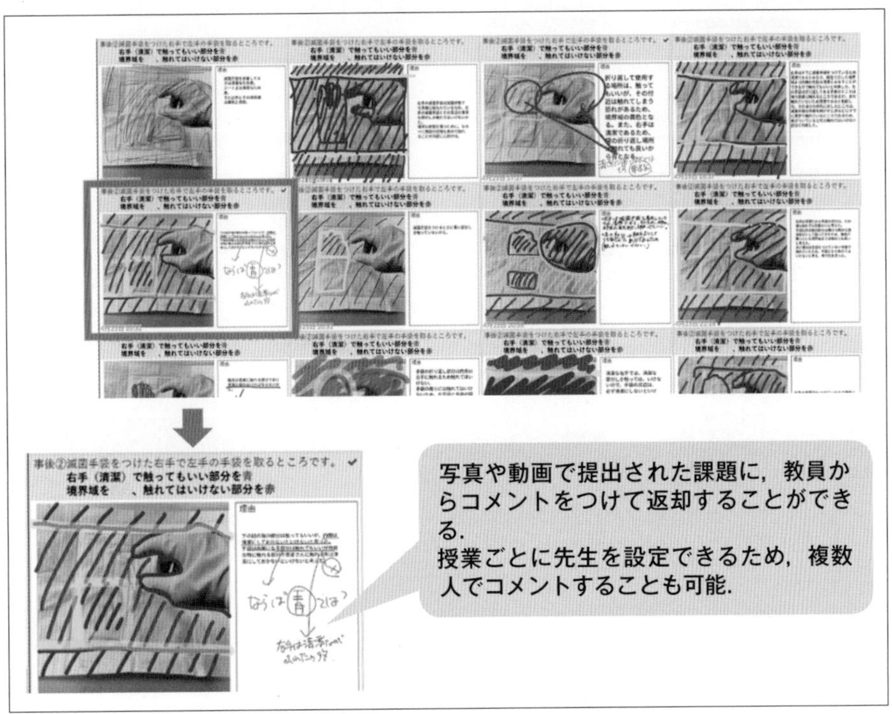

事後②滅菌手袋をつけた右手で左手の手袋を取るところです。
右手（清潔）で触ってもいい部分を青
境界域を　、触れてはいけない部分を赤
理由
写真や動画で提出された課題に，教員からコメントをつけて返却することができる．
授業ごとに先生を設定できるため，複数人でコメントすることも可能．

図11　滅菌手袋の清潔・不潔領域の看護技術演習

Monoxer

Monoxerは，難易度変化，定着度の可視化，学習量の設計に特徴がある「解いて憶える記憶アプリケーション」です．国家試験対策をはじめ，授業の予習・復習，テストの実施，さらには入学前準備教育にまで対応した教材がそろっています．AIを活用した記憶・定着のためのICTシステムを搭載しており，習熟度・忘却度に応じて出題頻度や問題難易度を自動調整します．オリジナル問題の作成も可能で，問題と正解をもとに問題形式と誤答を自動生成します．学習計画を設計することで，学生の記憶度や学習状況を分析することができ，リアクション機能を用いてアプリケーション内でコミュニケーションをとることができます（**図12，13**）．

活用による効果

・基礎知識の定着により，授業についていける学生を増やす

・学習習慣を身につけさせる

・退学や留年者数を減らす

・国家試験の合格率を向上させる
・採点や集計にかかわる教員の負担や時間を減らす

記憶度	忘却を加味: 85% 計画	総学習	7日間	今日	昨日	2日前
88%	10/30 期間	56回	56回	38回	0回	18回
42%	5/30 期間	35回	35回	0回	18回	17回
50%	6/30 期間	24回	24回	0回	5回	19回
38%	5/30 期間	19回	19回	7回	7回	5回
26%	3/30 期間	14回	14回	13回	1回	0回
23%	3/30 期間	11回	11回	0回	11回	0回
15%	2/30 期間	8回	8回	0回	4回	4回
17%	3/30 期間	6回	6回	0回	3回	3回

図12　Monoxerの管理画面①
管理画面では，学生ごとに学習の進捗状況や，記憶度の把握ができる．

サマリー　回答者別　問題別

問題	内容	形式	I-R相関	正解	不正解	配点
1	カルシトニンはどこから分泌されるか？ 1) 副腎皮質　2) 下垂体前葉　3) 甲状腺	選択	0.78	5人	4人	1点
2	分娩予定日の計算方法は？ 1) 最終月経の初日を0日として280日目　2) 最終月経の初日を0日として300日目　3) 最終月経の最終日を0日として300日目	選択	0.00	6人	3人	1点
3	腎臓から分泌されるレニンの作用は？ 1) 血圧低下　2) 心拍数増加　3) 血圧上昇	選択	0.53	2人	7人	1点
4	二次止血に働くのは？ 1) ビタミンD　2) ビタミンK　3) ビタミンE	選択	0.25	8人	1人	1点
5	小腸のリンパ管から吸収されるのは？ 1) 単糖・アミノ酸　2) 単糖のみ　3) 脂肪酸・モノグリセリド	選択	0.40	4人	5人	1点

図13　Monoxerの管理画面②
問題ごとに正解率やI-R相関（1つの問題の得点と，その問題以外の合計得点との間の相関係数）を表示することができる．

F.CESS Nurse

F.CESS Nurseとは，教育と臨地の連携を強化し，実習を効率化する臨床実習プラットフォームです．

紙媒体を使った実習や演習は，電子カルテなどを利用している臨床現場と記録の方法に違いがあることは明らかです．F.CESS Nurseは，医療教育用の電子カルテ（Medi-Eye）との連携ができ，実習記録の電子化も可能となっており，大学教育と臨床現場をシームレスにつなぐことができます．また，必要な情報はシステムを通してアクセスできるほか，教員は場所を問わず学生の記録をチェックし，評価することができます．また，評価したデータは臨地実習での授業設計を考え直したい，学生の評価を効率的に実施したい，e-ポートフォリオを残したい方は，導入を検討してみてください．以下に使用例を示します（**図14～17**）．

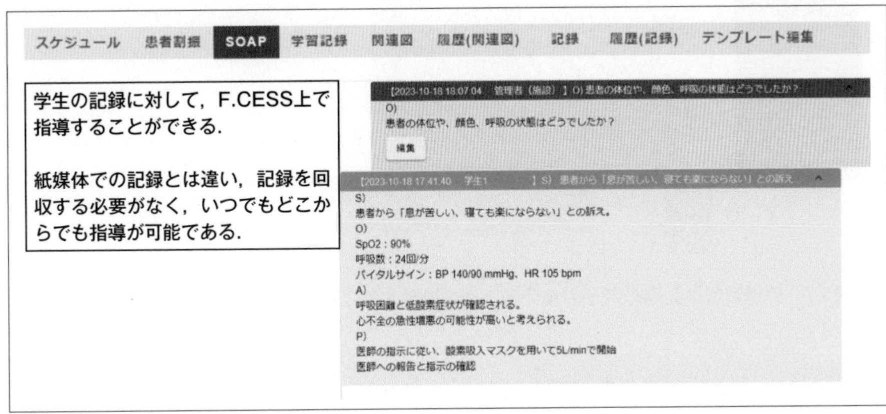

図14　F.CESS Nurse使用例①

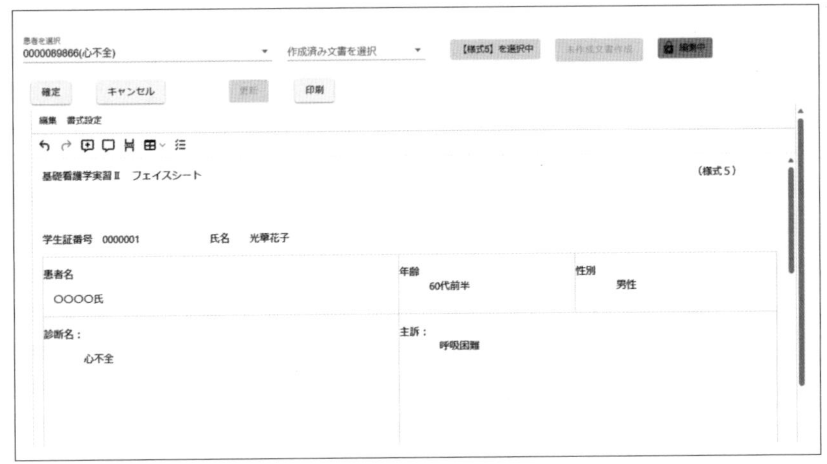

図15　F.CESS Nurse使用例②
患者を選択し，準備した様式に沿って記録を作成させることができる．

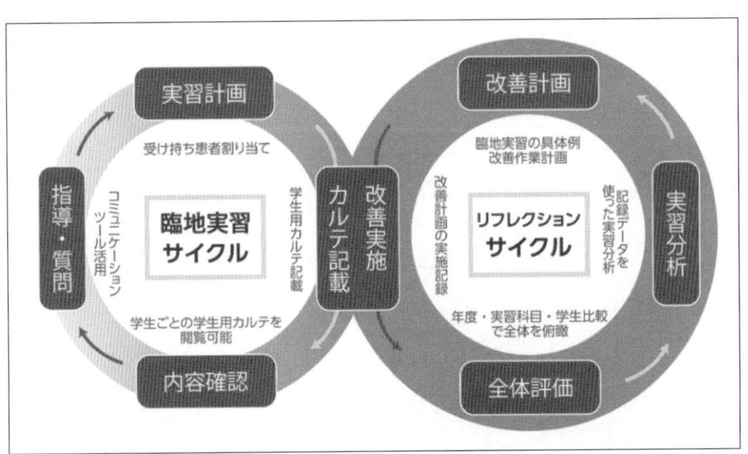

図16　F.CESS Nurseの強み
（F.CESS ホームページ（https://nurse.new-hopes.healthcare/#advantage）より引用）

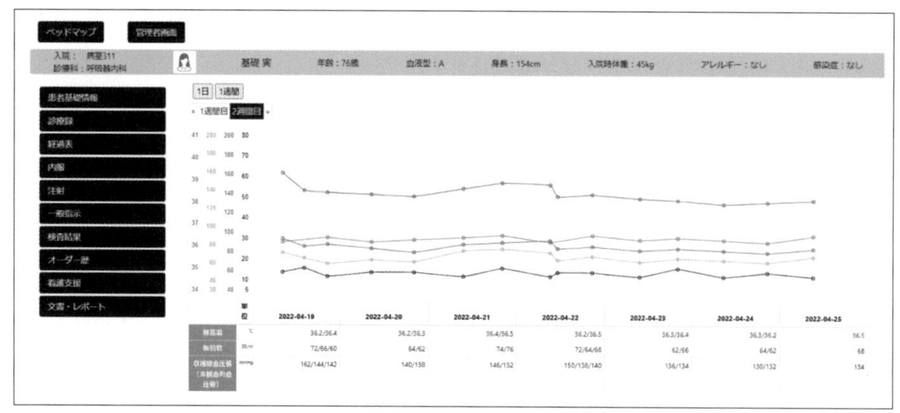

図17　患者情報は実際の電子カルテのように閲覧することができる（Medi-EYEと連携）

WHITEROOM

WHITEROOMは，VR（Virtual Reality；仮想現実）とMR（Mixed Reality；複合現実）の双方に対応したメタバースのプラットフォームです．ネットワーク環境があれば，どこからでもVR/MRに対応したデバイスを使って複数人で同じ空間に集まりコミュニケーションできます．参加者はアバターとなって空間に現れて，3Dモデルをはじめとしたさまざまなメディアファイルを自由に使いながらやり取りができます．

WHITEROOMを活用したリモート看護技術演習の例

実習授業が必須とされる看護の分野において，シミュレーション教育は重要な役割を果たします．WHITEROOMを用いることで，一部の学生は実習室から，もう一部の学生は自宅から授業に参加し，人体や医療器具の3Dモデルを用いて，シミュレーション体験を実現することができます（**図18**）．病室アセスメントシミュレーションでは，

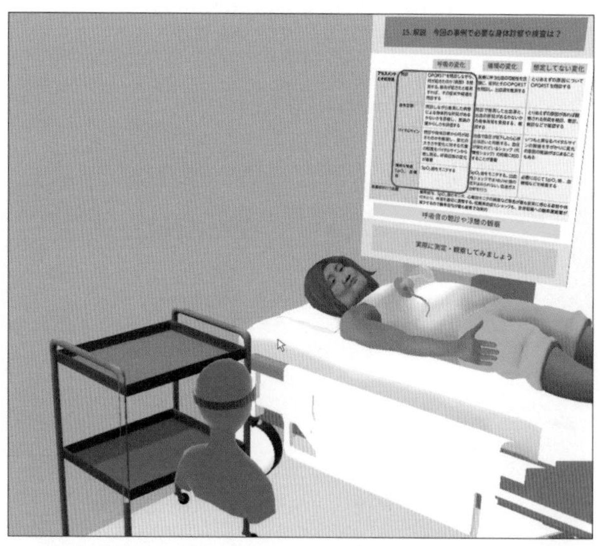

図18　WHITEROOMの患者観察シミュレーションの場面
聴診器を患者の胸に当てることで，実際の呼吸音を聴取できる．

学生はVRデバイスやパソコン，タブレットを使用し，仮想病室に入ります．仮想患者の状態（呼吸，心拍，意識レベルなど）を観察し，アセスメントを行います．緊急状況対応のシミュレーションも可能で，仮想病室で突然患者の状態が悪化するシナリオも用意されており，学生はどのように対応するかを学習することができます．

教材をWHITEROOMにアップロードし，オーサリング機能を用いてシナリオを教員が作成します．オーサリングとは，文字や画像，音声，動画などの教材を組み合わせて1つのシミュレーション場面を製作することです．学びたい内容に応じて，自身で場面を作成することが可能です（**図19～21**）．

＋ファイルを追加　削除　ダウンロード　DLを許可する　活動履歴　オーサリング　合計 65.1MB

名前	DL許可	最終更新日	拡張子	状態	サイズ
布団を取るボタン.png		2022-02-23 00:22:18	.png	成功	240K
患者付近パネル.panel		2022-02-06 09:00:00	.panel	成功	100K
指で押すボタン.png		2022-02-24 16:17:29	.png	成功	237K
挨拶_黄.m4a		2022-02-23 19:01:26	.m4a	成功	39K
時計の針.mp3		2022-02-23 04:16:50	.mp3	成功	211K
気管支肺胞呼吸音.m4a		2022-02-04 17:23:40	.m4a	成功	50K
水泡音(小）.mp3		2022-02-23 19:13:03	.mp3	成功	146K
浮腫.jpg		2022-02-04 17:24:50	.jpg	成功	352K
測定終了.png		2022-02-23 04:22:40	.png	成功	351K

図19　教材をWHITEROOMにアップロード

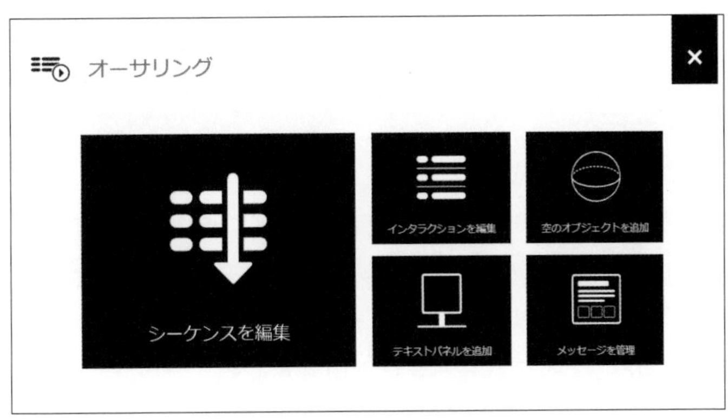

図20　シンプルな操作画面

シーケンスを編集

	何を	どうすると	何が	どうなる	オプション
シーケンス:095	-	シーケンスの順番が...	Pulse_Oximeter.glb	が非表示になる	
シーケンス:096	-	シーケンスの順番が...	Dummy.fbx	が非表示になる	
シーケンス:097	空のオブジェクト Stethoscope.glb	に接触したら	気管支肺胞呼吸音.m4a	が再生される	ループ:ON
シーケンス:098	空のオブジェクト Stethoscope.glb	に接触したら	気管支肺胞呼吸音.m4a	が再生される	ループ:ON
シーケンス:099	空のオブジェクト Stethoscope.glb	に接触したら	肺胞呼吸音.m4a	が再生される	ループ:ON

図21　シーケンスの編集

オーサリングはシンプルな操作で実行でき，何をどうすると何がどうなる，といった手順で直感的にわかりやすく製作することができます（**図19〜21**，WHITEROOM version4.2）.

3 ICTをより効果的に活用するためのツール

さらにICTを活用するために便利なツールを紹介します．これらはソフトウェアとして使用できるものや，Webサイトで使用できるもの，スマートフォンやタブレットでアプリケーションとして使用できるものがあります．利用には規約がありますので，それぞれの規約を必ず確認したうえで使用してください．

Canva

Canva（https://www.canva.com/ja_jp/）は，グラフィックデザインを簡単に行うためのオンラインプラットフォームです．専門的なデザインスキルがない人でも，プロフェッショナルな見た目のデザインを作成することができます．以下にその主な特徴を簡潔にまとめます

①多数のテンプレート

Canvaは数千種類以上のプロフェッショナルにデザインされたテンプレートを提供しており，ユーザーはそれらを利用して独自のデザインを作り出すことができます．

②リッチな素材

Canvaは豊富な画像, アイコン, 図形, フォントなどの素材を提供しており, ユーザーはこれらを自由に組み合わせてデザインに利用できます．

③コラボレーション機能

Canvaでは，チームメンバー間でのデザインの共有と編集が可能で，リアルタイムの共同作業をサポートしています．

④クロスプラットフォーム

CanvaはWebブラウザとモバイルアプリケーション（iOSとAndroid）で利用可能で，場所を選ばずにデザイン作業を行うことができます．

これらの特徴から，Canvaはデザインに関する作業を簡易化し，非デザイナーでもクオリティの高いビジュアルコンテンツを作成できるツールといえます．

ICOON MONO

ICOON MONO（https://icooon-mono.com/）は，商用利用可能なアイコン素材をフリー（無料）ダウンロードできる素材配布サイトです（**図22**）.

WebデザインやDTPのほか，ビジネスシーンで活用できるアイコン素材をストックしています.

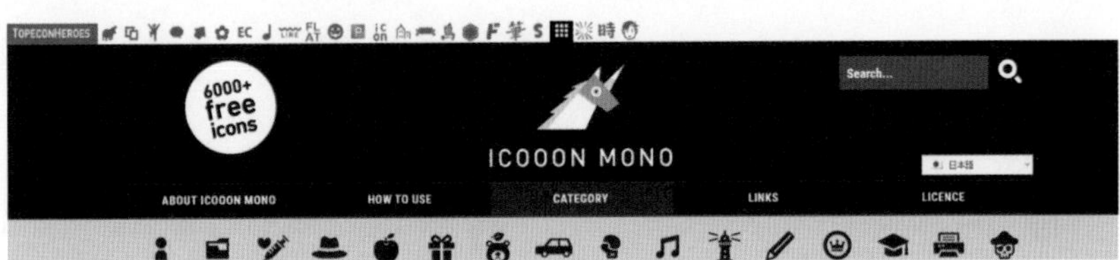

図22 ICOON MONO

Adobe Creative Cloud

Adobe Creative Cloud（https://www.adobe.com/jp/creativecloud.html）は，Adobe社が提供するクラウドベースのサブスクリプションサービスで，多種多様なクリエイティブツールやサービスを提供しています．以下にその主な特徴を簡潔にまとめます.

①多機能ソフトウェア

Photoshop（https://www.adobe.com/jp/products/photoshop.html），Illustrator（https://www.adobe.com/jp/products/illustrator.html），Premiere Pro（https://www.adobe.com/jp/products/premiere.html）など人気のあるクリエイティブソフトウェアを含む，20以上のアプリケーションとサービスを提供しています（**図23**）.

②クラウドベース

ユーザーはインターネット接続があれば，いつでもどこでもAdobe Creative Cloudにアクセスできます．これにより，複数のデバイス間での作業の同期や共有が容易になります.

③定期的なアップデート

Adobe Creative Cloudのサブスクリプションには，新機能の追加やバグ修正など，定期的なソフトウェアアップデートが含まれています.

④フレキシブルなプラン

Adobe Creative Cloudは個々のアプリケーションのためのプランから，すべてのアプリケーションにアクセスできる全体プランまで，多様なサブスクリプションプランを提供しています.

⑤教育リソース

Adobe Creative Cloudは，ソフトウェアの使い方やクリエイティブな技術を学ぶための教育リソースも提供しています.

これらの特徴から，Adobe Creative Cloudはプロフェッショナルなデザイナーやビデオエディター，アーティストなど，さまざまなクリエイティブ業界で広く利用されているクリエイティブツールのスイートといえます．また，Adobe Stock（https://stock.adobe.com/jp/）では，ライセンスを購入した素材を，印刷物，プレゼンテーション，放送，Webサイト，ソーシャルメディアサイトなど，あらゆるメディアで使用できます.

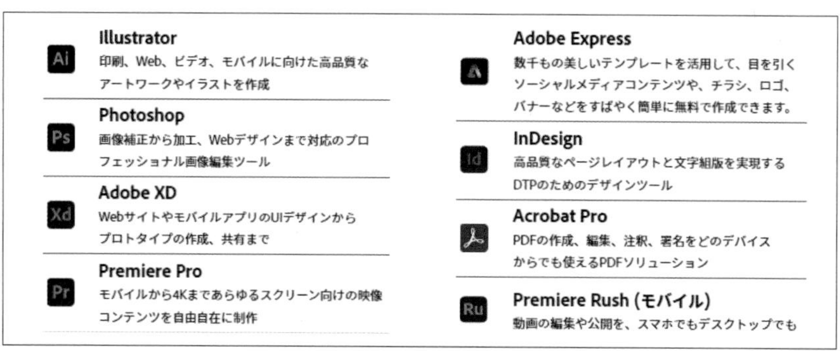

Ai
Illustrator
印刷、Web、ビデオ、モバイルに向けた高品質なアートワークやイラストを作成
Ps
Photoshop
画像補正から加工、Webデザインまで対応のプロフェッショナル画像編集ツール
Xd
Adobe XD
WebサイトやモバイルアプリのUIデザインからプロトタイプの作成、共有まで
Pr
Premiere Pro
モバイルから4Kまであらゆるスクリーン向けの映像コンテンツを自由自在に制作
Adobe Express
数千もの美しいテンプレートを活用して、目を引くソーシャルメディアコンテンツや、チラシ、ロゴ、バナーなどをすばやく簡単に無料で作成できます。
Id
InDesign
高品質なページレイアウトと文字組版を実現するDTPのためのデザインツール
Acrobat Pro
PDFの作成、編集、注釈、署名をどのデバイスからでも使えるPDFソリューション
Ru
Premiere Rush (モバイル)
動画の編集や公開を、スマホでもデスクトップでも

図23　Adobe Creative Cloud

iMovie

Apple社のiMovie（https://www.apple.com/jp/imovie/）は，iPhoneやMacなどのApple製品で使用でき，気軽で簡単にクリエイティブな動画が作れる動画編集アプリケーションです.

Filmora

Filmora（https://filmora.wondershare.jp/）はWondershare社の動画編集アプリケーションでマウスで直感的に基本操作できるので，初めての方でも簡単に動画を制作できます．基本無料で使用できるので，本格的な動画編集を手軽に始めることができます.

Jamboard

Jamboard（https://edu.google.com/intl/ALL_jp/jamboard/）はGoogleが提供するデジタルホワイトボードサービスです．リアルタイムのコラボレーションと視覚的なアイデア表現を可能にします．以下にその主な特徴を簡潔にまとめます.

①デジタルホワイトボード

Jamboardは自由な描画やテキストの入力，イメージの追加など，物理的なホワイトボードと同様の操作感をデジタル上で再現します.

②リアルタイム共同作業

複数のユーザーが同時にホワイトボードにアクセスし，リアルタイムでアイデアを共有したり，議論を行うことが可能です.

③Google Workspaceとの統合

Googleの他のサービス（Google Drive，Docs，Sheets，Slidesなど）との統合が可能であり，作成したホワイトボードをGoogle Driveに保存したり，他のGoogle Workspaceのドキュメントと簡単に共有することができます.

④ハンドライティングと形状認識

手書きのスケッチやテキストを自動的にクリーンな図形やテキストに変換する機能があります．モバイルとデスクトップの互換性：JamboardはWebブラウザとモバイルアプリケーション（iOSとAndroid）で利用可能で，場所を選ばずにアクセスし，共同作業を行うことができます.

これらの特徴から，Jamboardはリアルタイムでのビジュアルコラボレーションを重視するチーム作業やブレインストーミング，リモートワークのサポートに特化したツールといえます（2024年12月31日以降FigJamに変更予定）.

Miro

Miro (https://miro.com/ja/) はオンラインのコラボレーションとビジュアル化ツールで，リアルタイムでのブレインストーミングやマインドマップの作成など，さまざまな機能を提供しています．以下にその主な特徴を簡潔にまとめます.

①ビジュアルコラボレーションツール

無限のキャンバス上でアイデアをビジュアル化し，ユーザーが自由に図やテキスト，スティッキーノートなどを追加，編集，移動することができます.

②リアルタイム共同作業

リアルタイムでの共同作業を可能にし，チームメンバー間でのアイデアの共有や意見の交換を容易にします．複数のユーザーが同時に作業を行うことができ，それぞれの操作が即時に他のユーザーにも反映されます.

③テンプレートと統合

多数のテンプレートを提供しており，ユーザーはそれらを利用してすばやく作業を開始することができます．さらに，Google Drive，Dropbox，Slackなど他のツールとの統合が可能で，ワークフローの効率化に貢献します.

④ホワイトボード

デジタルホワイトボードの役割も果たし，リモートワークやオンラインの会議での視覚的なコミュニケーションを可能にします.

⑤クロスプラットフォーム

Webブラウザ，デスクトップアプリケーション，モバイルアプリケーションで利用可能で，ユーザーは場所を選ばずにアクセスし，共同作業を行うことができます．

これらの特徴から，Miroは視覚的なコラボレーションを重視するチーム作業やブレインストーミング，リモートワークのサポートに特化したツールといえます．

Notion

Notion（https://www.notion.so/ja-jp）は多機能なワークスペース共有ツールで，個人からビジネスチームまで幅広く利用されています．以下にその主な特徴を簡潔にまとめます．

①一元化されたワークスペース

ドキュメント作成，タスク管理，データベース，ノートの取り扱いなど，多数の機能を1つのインターフェースで提供します．これにより，他の複数のツールにまたがる情報を1ヵ所で管理できます．

②カスタマイズ性

ユーザーはNotion内でのページ作成や編集を自由にカスタマイズでき，個々のプロジェクトやワークフローに合わせて適用できます．

③コラボレーション

リアルタイムの共同作業を可能にし，チームメンバー間での情報共有やコミュニケーションを容易にします．コメント機能やタスクの割り当てなども可能です．

④テンプレート

タスクリストからミーティングノート，プロジェクト管理まで，さまざまな用途に対応したテンプレートを提供しています．これにより，ユーザーはゼロから作り上げる必要なく，すぐに活用できます．

⑤モバイルとデスクトップの互換性

クロスプラットフォーム対応であり，デスクトップとモバイルの両方で使用することが可能です．

これらの特徴から，Notionは個々の作業管理からチームでのプロジェクト管理まで，多岐にわたるニーズに対応することが可能なツールといえます．

Mentimeter

Mentimeter（https://www.mentimeter.com/）は，リアルタイムでのオーディエンス参加を可能にするインタラクティブなプレゼンテーションツールです．以下にその主な特徴を簡潔にまとめます．

①インタラクティブなプレゼンテーション

プレゼンテーション中に視聴者からのフィードバックや意見をリアルタイムで収集し，結果をただちに表示することができます．

②多様な問い合わせタイプ

質問形式は多種多様で，クイズ，投票，ワードクラウド，スライドレートなど，さまざまな種類のインタラクティブな質問を設定できます．

③リアルタイムフィードバック

視聴者はスマートフォンやタブレットなどのデバイスからリアルタイムでフィードバックを提供することができ，その結果はすぐにプレゼンテーションに反映されます．

④簡単なアクセス

視聴者は特別なアプリケーションをダウンロードすることなく，Webブラウザから直接アクセスできます．また，プレゼンテーションのアクセスには専用のコードが提供されます．

⑤カスタマイズ可能

プレゼンテーションは完全にカスタマイズ可能で，質問の形式，配色，フォントなどを自由に選択できます．

これらの特徴から，Mentimeterは，教室，会議，ワークショップなど，視聴者の参加を必要とするさまざまな状況で活用できるプレゼンテーションツールといえます．

ChatGPT

ChatGPT（https://chat.openai.com/）は，OpenAIが開発した人工知能（AI）ベースの会話型エージェントです．大量のテキストデータから学習し，人間が打ち込むテキストに対して自然なテキストを生成します．以下にその主な特徴を簡潔にまとめます．

①自然言語理解と生成

人間と同様の自然な言葉での対話が可能で，幅広いトピックに対応します．これは大量のインターネットテキストから学習することで達成されています．

②多目的ツール

質問応答，教育，エンターテイメント，テクニカルサポートなど，さまざまなシチュエーションで使用可能です．

③リアルタイムインタラクション

ユーザーが入力するとすぐにレスポンスを返すため，リアルタイムの会話が可能です．

④限定的なコンテキスト理解

直前の対話のコンテキストを考慮して応答しますが，過去の対話履歴やユーザーの個人情報を記憶する能力はありません．

⑤注意点

ChatGPTは大量のデータから学習しているため，間違った情報を提供する可能性があります．また，モデルの学習データは特定の人やソースから来たものではなく，特定の人物の意見を反映するものではありません．

これらの特徴から，ChatGPTはユーザーとの対話を通じて情報提供や問い合わせ対応などを行うことができるAIツールといえます．しかし，その使用には注意が必要で，必ずしも100%信頼性のある情報を提供するわけではない点を理解して使うことが重要です．

Slido

Slido（https://www.slido.com/jp）は，会議やプレゼンテーション中に視聴者とのインタラクティブなコミュニケーションを可能にするオンラインツールです．以下にその主な特徴を簡潔にまとめます．

①リアルタイムの質問とアンケート

視聴者はリアルタイムで質問を投稿したり，投票したりすることができ，その結果はプレゼンテーション中に即座に表示されます．

②Q&Aセッションの管理

主催者は入ってきた質問をリアルタイムで管理し，視聴者による質問への投票により，最も関心の高いトピックを識別することができます．

③クイズ機能

視聴者の参加を促すためのライブクイズを実施することが可能です．結果はリアルタイムで表示され，リーダーボードを通じて競争を促します．

④イベント分析

主催者は参加者の反応や行動を分析するための詳細なデータを取得することが可能です．

これらの特徴から，Slidoは視聴者とのコミュニケーションを活性化させ，より有意義で生産的な会議やイベントを開催するためのツールといえます．会議，ワークショップ，教室など，多様なシーンでの利用が可能です．

4 ICT機器でよくみられる問題

ICT機器を利用するメリットは多くありますが，問題を引き起こすこともあります．これらの問題は，テクニカルな問題（例えば，機器の故障やソフトウェアの問題）や，ユーザーの誤操作（例えば，操作方法を理解できない）など，さまざまな形で表れます．

事前に確認すべき項目は，デバイスのバッテリー寿命，インターネット接続，ソフトウェアの互換性，そしてデバイスの操作方法などです．

ICT機器のトラブル

ICT機器でトラブルが発生した場合，まずはその原因を特定することが重要です．ハードウェアの問題ならば，専門家に修理を依頼するか，機器を交換することを検討します．ソフトウェアの問題であれば，アップデートや再インストールが必要な場合があります．また，操作方法が理解できないという問題に対しては，ユーザーマニュアルやトレーニングを提供します．トラブルが解決した後は，同じ問題が再発しないように，フォローアップが必要です．このプロセスは，ICT機器を活用するうえでの問題解決能力を育てる重要な教育の一部となります．

オンライン環境のトラブル

オンライン学習環境を理解するためには，まずその基本要素を理解する必要があります．それらの要素は，インターネット接続，使用するソフトウェア，そしてデータと個人情報のセキュリティとなります．インターネット接続は，オンライン学習の基本的な前提となります．安定した接続がなければ，学生は教材をダウンロードしたり，グループワークを行ったりすることが困難になります．使用するソフトウェアも重要な要素です．一部の教育プログラムは特定のソフトウェアを必要とし，それらのソフトウェアが必要な機能を適切に提供できることが求められます．そして最後に，セキュリティはオンライン学習において欠かせない要素です．学生の個人情報，成績，そして他の重要なデータは，適切に保護される必要があります．

オンライン学習環境でみられる一般的な問題

オンライン学習環境には固有の問題もあります．不安定なインターネット接続は学習を中断させ，ソフトウェアの互換性の問題は学習の進行を遅らせることがあります．セキュリティについては，データの漏洩や不適切なアクセスというリスクがあります．

問題の事前確認と対策

これらの問題を予防するためには，事前の確認と対策が求められます．例えば，学生が適切なインターネット接続をもっていることを確認する，使用するソフトウェアが学生のデバイスと互換性があることをテストする，そして最新のセキュリティアップデートやガイドラインを学生に提供するなどの手段が考えられます．

問題が発生した際の対処法と事後のフォローアップ

問題が発生した際には，早急に対応することが重要です．具体的な対処法は問題の種類によりますが，技術サポートチームと連携して解決策をみつけることが求められます．また，問題が解決した後には，その問題を回避するための方法を学生に教えることが大切です．これは，事後のフォローアップとして重要な役割を果たします．このようにして，オンライン学習環境の改善を進めていきます．

よくあるトラブルの例と解決策

1）インターネット接続の問題

トラブル①

一部の参加者がインターネットに接続できない，または接続が不安定．

解決策①

・インターネットの信号が強い場所で作業する．

・Wi-Fiルーターを再起動する．

・必要なら，有線接続を使用する．

・オーディオ/ビデオの問題

・デバイスの再起動を行う．

トラブル②

音声やビデオが途切れる，または全く聞こえない・見えない．

解決策②

・オーディオ/ビデオの設定を確認し，適切なデバイスが選択されていることを確認する．

・他のアプリケーションやWebサイトがオーディオ/ビデオリソースを占有していないか確認する．

・デバイスの再起動を行う．

2）ソフトウェアの互換性

トラブル

使用しているソフトウェアが全員のコンピュータで動作しない．

解決策

・全員が使用できるオンラインプラットフォームを選ぶ．旧バージョンのソフトウェアもサポートされているか確認する．

3）ファイル共有の問題

トラブル

グループメンバー間でファイルを共有できない．

解決策

・クラウドストレージサービス（Google Drive, Dropboxなど）を使用してファイルを共有する.

・ファイルの形式が全員にとって開けるものであるか確認する（例：PDF, JPEG).

・共有の設定を確認する（アクセス権や編集権限).

4）セキュリティの問題

トラブル

セキュリティの脆弱性があるか，不正アクセスの可能性.

解決策

・セキュアな接続（HTTPS）を使用するオンラインプラットフォームを選ぶ.

・パスワードを設定して，オンラインミーティングに不要な人物が参加しないようにする.

・セキュリティソフトのアップデート.

・専門機関に対策を依頼する.

これらは基本的なトラブルとその解決策ですが，状況によってはさまざまな問題が発生する可能性があります．1つひとつの問題をしっかりと診断し，適切な対処を行うことが重要です.

引用文献

1）Microsoft.（2020年10月13日）. Microsoft 365 Education 活用法リンク集.
（文部科学省：https://www.mext.go.jp/content/20201013-mxt_jogai01-000010310_003.pdf）

＊Webページの参照日は2023年12月12日

Part 4

実例！ICTを活用した看護教育

本Partでは，ICTを活用した看護教育として，以下の４つの実例を紹介したいと思います（**表1**）.

表1　本Partで紹介する実例

科目名	主なICT活用ポイント
1．治療・診断過程に伴う看護技術	・オンラインと対面のブレンド型授業の実際 ・反転授業の作り方 ・技術を動画で評価する方法
2．看護過程論演習	・実習記録（主に看護過程の展開）の電子化に向けたチャレンジとその課題
3．公衆衛生看護技術論Ⅱ	・相互教授クイズゲームとコンセプトマッピングで学ぶ地域診断演習の実際と学習評価
4．公衆衛生看護学実習Ⅱ・Ⅲ	・地域診断技術の評価：ロイロノートを活用した記録添削とフィードバックの課題

1　治療・診断過程に伴う看護技術

授業および単元の位置づけ

1）対象と時期

2年生前期　90～100名

2）単位数

2単位　2コマ×15週

3）演習全体の目的

治療・診断過程に伴う看護技術＝診療の補助技術を，正確かつ安全に実践できるように，知識に基づくアセスメント・根拠に基づいた技術の基盤を習得する.

4）演習全体の目標

A：清潔不潔の観点において，適切な行動が実践できる

・適切な準備＝物品配置ができる

・適切な方法とタイミングで，個人防護具の着脱と手指消毒ができる

・無菌操作ができる

B：根拠に基づいた技術を行うための基盤を習得する

・技術の，目的（効果）と副作用（合併症）を説明できる

・技術実施時における動作の根拠が述べられる

C：以下の技術が確実に実践できる

・滅菌手袋の着脱

・静脈血採血

学生たちは1年次に「日常生活援助の技術」については演習を終えています．日常生活援助の技術と診療の補助技術で，最も異なり，かつ，最も重要と考えているのが，「清潔・不潔」に対する考え方です．Aの清潔不潔に関する目標を，最も重要視しています．

演習スケジュールの概要（ブレンド型授業）

本演習では，考える時間を充分に確保し，実技の時間とのメリハリをつけるため，オンラインと対面を交互に実施するブレンド型授業を採用しています．

スケジュールの概要は下記のとおりです（**表2**）．

表2　授業スケジュールの概要

回　数	方　法	単　元	主に扱う技術
1，2	対面	導入	手指消毒と個人防護具の着脱
3，4	オンライン	感染予防	滅菌操作
5，6	対面		滅菌手袋・滅菌鑷子・滅菌綿球
7，8	オンライン	与薬	薬剤の吸い上げ，誤薬防止
9，10	対面		皮下注射
11，12	オンライン	検査	静脈血採血
13，14	対面		
15，16	対面		
17，18	オンライン	呼吸	鼻腔内吸引
19，20	対面		超音波ネブライザー吸入
21，22	オンライン	排泄	一時的導尿
23，24	対面		浣腸
25，26	オンライン	統合	持続的導尿・静脈内持続点滴・酸素療法
27，28	対面		模擬患者への訪室と観察
29，30	オンライン	まとめ	

演習で使用したICT

主に下記のICTを演習で使用しました（**表3**）．

表3　演習で使用したICT

Zoomオンライン会議システム	オンライン授業，事前学習用の動画作成
ロイロノート 学習用アプリケーション	事前/事後課題の提出，添削 動画提出 授業時間中の成果物の提出，共有
Google スライド	遠隔でのグループワーク（必要に応じて部分的に使用）

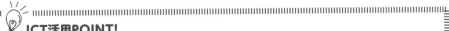

ICT活用POINT!

1. オンラインと対面を交互に実施（ブレンド型授業）
2. 学習用アプリケーションを活用し，授業内で即時の課題提出と共有
3. 事前学習で知識を解説した動画を視聴，演習時間内は考えるワークに集中
4. 技術のチェックは動画を活用

1）ポイント1：オンラインと対面のブレンド型授業を採用

はじめは，新型コロナウイルスの影響でやむを得ず導入したオンライン授業でしたが，以下のメリットを感じ，継続しています．

①メリット

・教員のデモンストレーションが見えやすい

これまでの100人規模の演習における教員のデモンストレーションは，手元が見えにくい，後ろの学生が見えない，学生によって見ている角度やポイントが違う，といった問題がありました．オンライン画面に映しながらデモンストレーションをすることで，すべての学生が同じ画角で細かく手元まで動作を見ることができるようになりました．注射器やカテーテルの持ち方など，細かな手技が必要となる診療の補助技術では，特に，オンライン画面上でのデモンストレーションは有効です．

・教員の見せたい画角でデモンストレーションを見せることができる

デモンストレーションを見るときは，対面の場合，どうしても教員と学生が向かい合った状態で見ることになり，いざ技術を実践するときと見え方が違うため，学生は戸惑います．しかし，オンライン上で動画を見せる形でのデモンストレーションは，カメラの位置を教員の目の位置に近くすることで，技術実施者の視点をそのまま学生は追体験できます．さらに，見てほしいポイントにカメラを寄せることも可能です．

・しっかり考えたうえで演習に臨める

座学でたっぷり考えたうえで演習に臨むため，学生の中で疑問をもった状態で演習ができます．もちろん，すべて対面での演習でも，学生に考えてもらう時間はとるようにしていましたが，オンラインの時間と実技の演習時間を明確に分けることで，すべて対面の演習よりも学生に考えてもらう時間が結果的に増えました．その結果，「こういうことだったのか」「イメージではこうだったが，実際はこのように違った」などのアハ体験が増え，体を動かして実技をする時間は減りましたが，知的技能の習得度は向上しました．

・自分の学習に集中できる

自宅からの受講が基本になり，学生はオンライン授業時，原則1人で授業を受けている形になります．もちろん，授業内容によっては学生が自宅でサボってしまう可能性もありますが，そこは授業の工夫次第！考える時間やワーク，グループワークを効果的に組み合わせることで，授業に集中できます．

・録画や記録を残せる

オンライン上でのグループワークに対するコメントや，解説，デモンストレーションなどはすべて録画してアーカイブできるようにしました．それによって，学生はいつでも聞き洩らした部分などを動画で復習できるようになりました．

②デメリット

ただ,以下のようなデメリットもあり,現時点で考えられる工夫は行っているものの,授業方法にはまだまだ改善の余地がありそうです.

・対面のほうがやはり授業に集中しやすい場合がある

→15分以上続けて教員が話すことがないようにワークやクイズを複数回取り入れ,集中がきれないように,授業設計を工夫しました.

→対面の授業よりも回数を多めに休憩時間を設けました(3~4限続けての授業で,本来ですと90分に1回休憩ですが,オンライン授業中は1時間に1回10分程度の休憩を設けるようにしました).

・オンライン授業時に物品が手元にないのでイメージしにくい

→一部の物品(滅菌手袋,注射器,カテーテルなど)を事前に渡しておき,オンライン授業時にも自分で触って演習ができるように工夫しました.

2)ポイント2:学習用アプリケーションを活用し,授業内で即時の課題提出と共有

対面の演習でも,オンライン授業でも,どちらも学習用アプリケーション「ロイロノート」を活用して授業を進行しました.

①メリット

・その場でアウトプット(個人とグループの使い分け)

オンライン授業でも対面演習でも,その場で学生の感想・意見・疑問などをスライドに書いて提出させることで,即時にキャッチアップできます.例えば,オンライン授業では,「~についてどう思いますか?3分以内に提出してください」と学生に投げかけることで,学生は自分なりの,その時点での回答をもつことができます.限られた時間の中で,学生は自分の思考を整理し,言語化して,アウトプットします.漠然と「どう思いますか?」と投げかけるだけの授業と比べ,その学習効果は計り知れません.

また,グループワークをする場合にも,必ず前段階として個人での思考をまとめ提出させたうえでグループワークに入るよう心がけています.学生は自分の考えをもってグループワークに臨むことができます.

その場で,即時に提出させる,ということの最大のメリットは,授業に緊張感をもたらしてくれることでしょう.学生はオンラインで自宅にいても,教員からの問いかけにすぐ反応できるように臨戦態勢で授業に臨みます.

・その場で即時共有とフィードバック(学生間・全体・無記名も可能)

提出された内容を,その場ですぐに共有します.学生どうしで個別に共有することも,教員が配信して学生全体に共有することも可能です.場合によっては無記名に変更して共有することで,学生は安心して自分の考えを記載することができます.

教員は学生の理解度や演習状況をその場で的確に把握することができ,必要に応じ

て補足説明をしたり，演習時間を延長したり，その場で対応できます．学び，特に演習の体験から起こった感想や疑問はフレッシュさが命です．その場ですぐに共有・フィードバックできる点は，ICT活用の最大のメリットといえるでしょう．

3）ポイント3：事前学習で知識を解説した動画を配信

事前学習用の動画はZoom録画機能を用いて作成しました．

①メリット

・学生のアクティブな学びを促進する
・オンラインでも授業に集中できる構成が可能になる

各単元には，必ず覚えておかないといけない知識があります．そういった知識の説明は，事前学習として動画配信と，教本に基づく課題で，個人で実施．授業時間内は単純な知識ではなく，知識を応用して考える課題を中心に展開．できるだけ，知識を一方的に伝達する時間を減らすことを心がけています．

事前課題では，教科書だけでは理解しづらい内容や教員の伝えたいポイントを動画で解説します．動画はZoomの録画機能を用いて作成．スライドを共有しながら話すだけでOK．一方で，教本を読まないと解けない課題を設定し，教本を読むことを促す工夫も大切です．

②デメリット

・学生間の理解度の差が大きくなる傾向

一定数は必ず事前課題に取り組まずに演習に参加する学生がいます．事前課題を実施していることを前提に演習やワークが進むので，実施できていない学生は意味がわからないまま授業が進んでしまいます．そのため，事前課題の提出は演習受講の必須条件として，実施を徹底する工夫が必要と感じています．

4）ポイント4：技術チェックは動画を活用

技術の習得度は，学生同士で動画撮影を実施し，動画をロイロノート上で提出，それを教員が後日見て評価，フィードバックする方法をとっています．

①メリット

・授業時間内の時間を多くとらなくてよい
・手元の動作を細かく確認できる
・最終的に科目責任者がすべてチェックすることで，一律の評価が可能
・動画に事実が残っているので，フィードバック時に振り返りや説明が容易

この科目では，「滅菌手袋」と「静脈血採血」の2種類の実技チェックを行っています．その実技の特性に合わせて，提出方法を少し変えています．「滅菌手袋」は何度でも自分で撮り直ししてもよく，学生は一番よくできた動画を提出します．一方で，「静脈血採血」は実際に患者に採血を行う際にはやり直しはできませんので，演習の時間を使って1発撮り（撮り直し不可）で動画を撮影し，提出を求めています．求める内容や場面による使い分けが重要です．

②デメリット

・画角によって，学生の技術が映っていない，音声が取れていないことがある

・撮影したはずのデータが消えてしまう場合がある

評価のチェックリストを事前に学生に配布しており，「チェックリストの項目が評価できるように撮影してください」と事前の注意として伝えています．学生は，注射器の持ち方が映るように手元に寄ったり，逆に全体が見えるように引いて撮影したり，工夫して動画を撮影しています．

単元ごとの流れ

すべての単元は，以下の流れに沿って実施していきます（**表4**）．

表4　単元の流れ

①自己学習1	前提知識の習得	動画視聴：単純な知識の習得 事前課題：教科書などから調べられる簡単な課題
②オンライン演習	ワーク	自己学習の内容をふまえて，ワーク中心の演習 （個人ワーク→グループワーク→共有→解説）
③自己学習2	振り返り 技術演習の準備	オンライン授業時の課題を，再度1人で実施 復習＋技術演習の準備
④対面演習	技術の実践	実技を実施 事前に考えてきたことを実践してみる 最後に実技動画を提出
⑤自己学習3	自己評価	できたこと，できなかったこと，改善策を自己評価
⑥オンライン演習	習得度の確認 振り返り	知的技能を確認する問題を出題（単純な暗記問題ではない） 自己評価時に学生から出た質問をもとにQ&A 必要に応じてグループワークで再考

ICT活用POINT！（動画視聴）

ICT活用POINT！（個人ワーク→グループワーク→共有→解説）

ICT活用POINT！（実技動画を提出）

具体例：単元「検査・静脈血採血」

全30回の演習のうちの，「検査・静脈血採血」の単元を取り出して，具体的に授業の内容を紹介します．

単元を通しての目標

「静脈血採血を安全に実施できる」

・適切な物品配置を，根拠をもって自分の言葉で説明できる

・無菌的に操作できる（針と注射器の接続，皮膚の消毒，針の穿刺）

・確実に血管内に穿刺するためにできることを行動レベルで列挙できる

・適切な声かけができる

①自己学習1（前提知識の習得，図1，2）

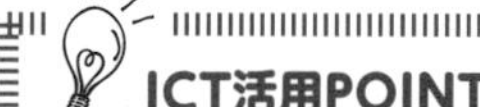

ICT活用POINT!

前提となる知識は動画を配信（Zoom録画機能で簡単に撮影）

15分程度になるように内容を厳選（とはいえ20分程度になることも…）

・検査の概論，検査における看護師の役割

・静脈血採血の概要など

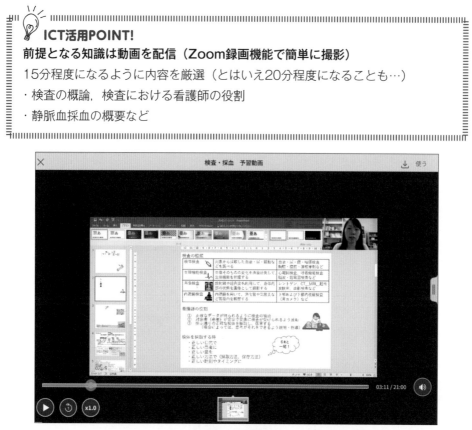

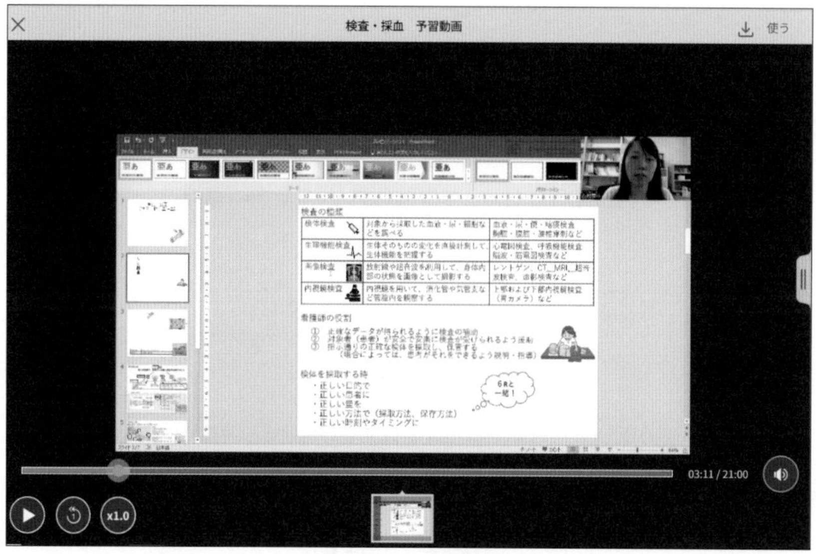

図1　予習動画

教本を読むことが必要な，単純な知識を問う事前課題に取り組む．

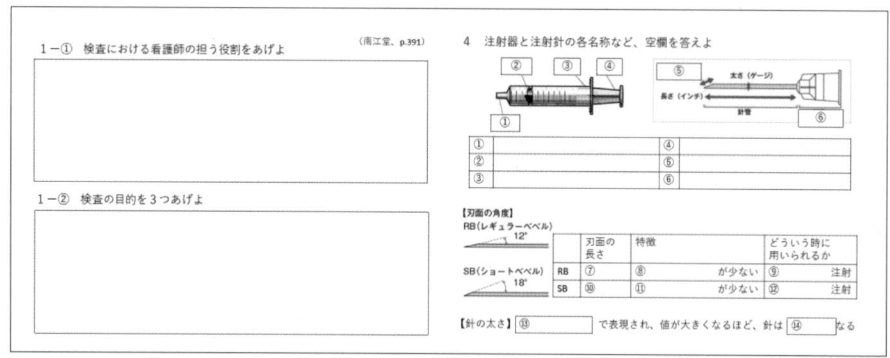

1－①　検査における看護師の担う役割をあげよ　（南江堂、p.391）

1－②　検査の目的を３つあげよ

4　注射器と注射針の各名称など、空欄を答えよ

太さ（ゲージ）
長さ（インチ）
針管

①		④	
②		⑤	
③		⑥	

【刃面の角度】

RB(レギュラーベベル)　12°

SB(ショートベベル)　18°

	刃面の長さ	特徴	どういう時に用いられるか
RB	⑦	⑧　が少ない	⑨　注射
SB	⑩	⑪　が少ない	⑫　注射

【針の太さ】⑬　で表現され、値が大きくなるほど、針は ⑭ なる

図2　事前課題

②オンライン演習（ワーク中心）

オンライン演習の流れは以下のようになっています（**表5**）．

表5　オンライン演習の流れ

0～60分	前回単元の復習　理解度チェック Q&A→個人ワーク→グループワーク→解説
休　憩	
60～70分 （10分間）	知識を問うオンラインクイズ　ロイロノート 事前課題の内容をもとに，単純な知識を問う

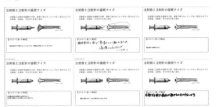

70～100分 （30分間）	講義とワーク **ICT活用POINT!** **講義はほぼせずワーク中心！！** クイズの正答率の悪かった部分のみ説明. ・ワーク（例） 「自分自身が採血されたときに感じたこと」「注射と採血の共通点と相違点は？」「注射器と針を接続するときに，清潔に保つべき場所は？その根拠は？（清潔に保つところを青色に塗りつぶして）」
100～120分 （20分間）	静脈血採血の手順書づくり（個人ワーク） 時間を区切って，授業時間内に手順書を作成する時間を設けています. **ICT活用POINT!** **動画教材をどんどん活用** 教本の動画教材だけでなく,YouTubeなどの無料の動画素材も積極的に,自由に参考にしてよいことを伝えています. ※出典や作成者を必ず確認,正しい情報ばかりではないことも併せて伝える.
休　憩	
130～160分 （30分間）	個人ワーク→グループワーク 「静脈血採血の適切な物品配置について考えてみよう」 ・清潔不潔（清潔トレイの上を，物や腕が通過しない） ・作業動線（腕がクロスしない） **ICT活用POINT!** **Googleスライドを使ってグループ全員で考える** ・教員は,Googleスライドにグループ分のスライドを準備する．URLを学生に配信. ・Zoomのブレイクアウトルームで会話しながら，作業はGoogleスライド上で実施. ・Googleスライドは，学生全員が同時に編集することができる. ・教員がグループワークの進行状況を全グループ見ることができる.

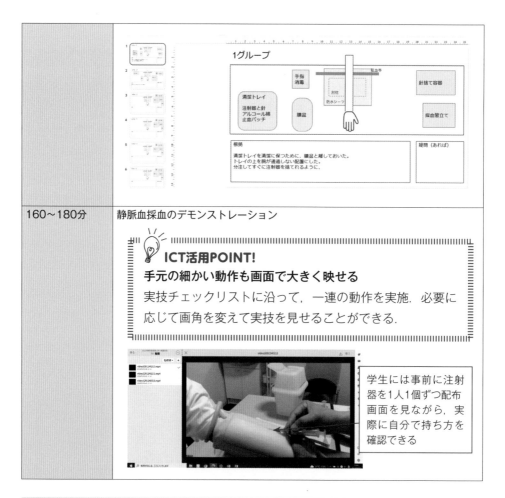

	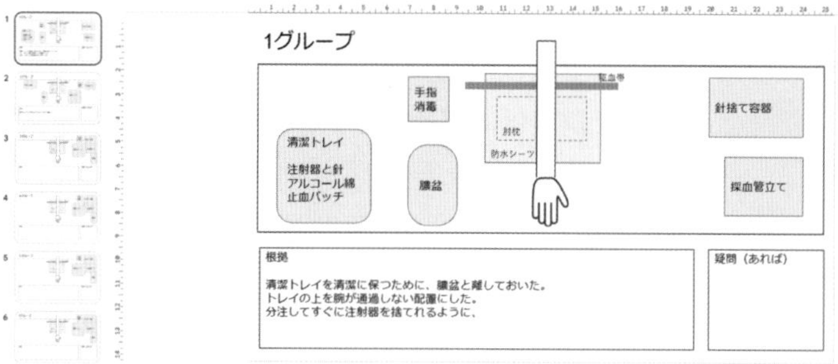 1グループ 手指消毒 駆血帯 針捨て容器 清潔トレイ 注射器と針 アルコール綿 止血パッチ 膿盆 肘枕 防水シーツ 採血管立て 根拠 清潔トレイを清潔に保つために，膿盆と離しておいた。 トレイの上を腕が通過しない配置にした。 分注してすぐに注射器を捨てれるように。 疑問（あれば）
160～180分	静脈血採血のデモンストレーション ICT活用POINT! **手元の細かい動作も画面で大きく映せる** 実技チェックリストに沿って，一連の動作を実施．必要に応じて画角を変えて実技を見せることができる． 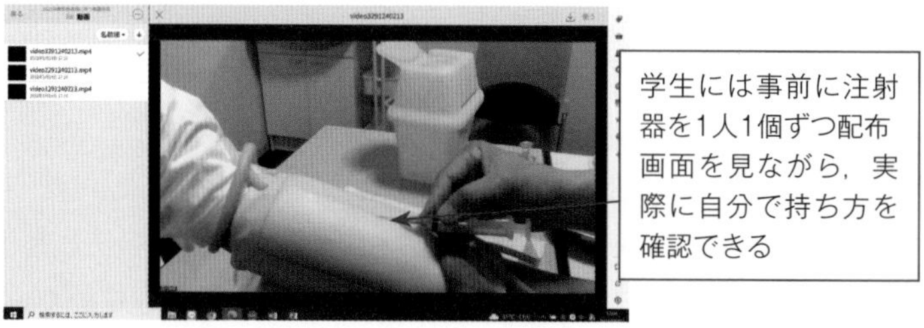 学生には事前に注射器を1人1個ずつ配布 画面を見ながら，実際に自分で持ち方を確認できる

③自己学習2（振り返り，技術演習の準備）

授業の内容をふまえて，手順と留意点を完成させて提出する．

④対面演習（技術の実践，動画撮影）

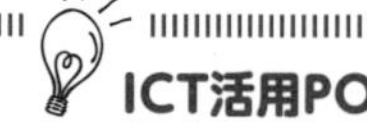

実技チェックは動画で実施

技術動画の撮影にあたり，注意した点

・学生同士の距離を離し，十分な空間を確保する

・声かけがしっかりと動画内に録音されるように，私語は厳重注意する

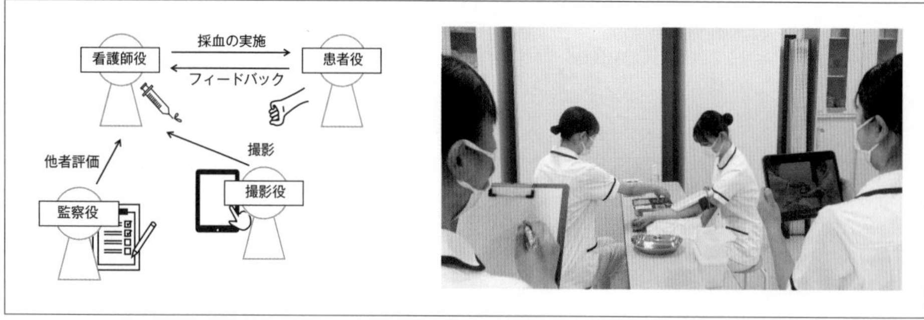

図3　実技チェック

実技の評価は，提出された動画を後日見て実施しましたが，実技撮影中に巡回して気になったことは，その場で学生個別にフィードバックを返しました（**図3**）．

⑤自己学習3（自己評価・他者評価）

学生は自分の提出した動画を見直して，自己評価を実施．さらに，全員が観察後も実施しているので看護師役の実技を他者評価し，教員へ提出すると同時に，直接，採血者の学生にも評価結果を送信してフィードバックします．

⑥オンライン演習（習得度の確認，振り返り）

次の週のオンライン演習のはじめ30～60分を使って復習．知的技能の確認のため，単純な暗記ではない問題を出題（例：「静脈血採血の最適な物品配置と，その根拠」「血管に確実に針を刺すためにできる行動」）．

学生から出た疑問のうち，重要な問いを取り出し，個人ワーク→グループワーク→解説，と主体的に考える時間を設けながら，授業時間内に解決していきます．

ICT活用に関連した課題

1）ブレンド型授業にするか，すべて対面で実施すべきか

前述のとおり，ねらいがあってオンラインと対面のブレンド型授業を採用しましたが，すべて対面の演習にしてほしいという学生も一定数，存在しました．授業途中で実施したアンケートの結果（回答率：76人/93人（81.7%））は以下のようになりました（**図4，表6**）．

実際，いくらオンラインでの授業内容を工夫しようとも，やはり対面の安心感やコミュニケーションの充実にはかなわない面があります．教員としての体感ではありま

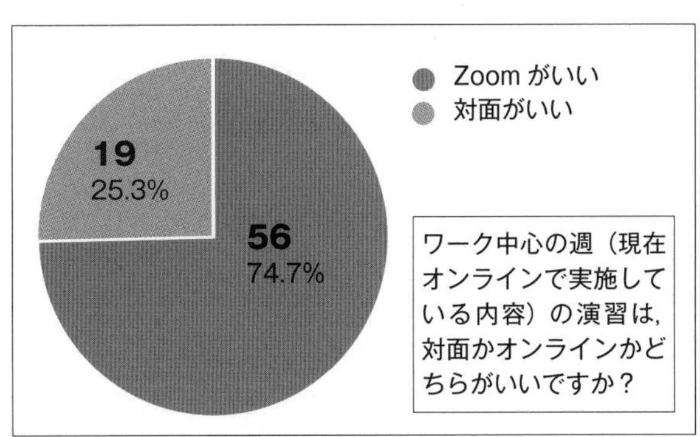

図4　Zoomか対面か

表6　回答理由

Zoomがいい	対面がいい
・好きな場所で授業が受けられる ・移動時間がかからない ・自宅で1人で受けるほうが集中できる ・グループワークで他のグループの学生の声が聞こえないため，自分のグループに集中できる ・対面でないほうがグループワークで発言しやすく感じる ・オンラインで十分学べていると感じる ・先生の実技がよく見える	・対面のほうが質問しやすい ・オンラインだとどうしても怠けてしまう ・対面のほうが集中しやすい ・対面のほうがグループワークしやすく，無言になりにくい ・電波の心配がないから

すが，オンラインのほうが学生の学習度に差が出やすい印象があります．オンラインで画面上のほうが実技のデモンストレーションが見やすいという点に関しては，対面の授業時も一部オンラインを導入することで，いいとこ取りが可能です．

今後もブレンド型授業を継続するか，すべて対面演習にするかは，検討の余地があると感じています．

2）前提テスト実施の必要性

事前に動画視聴と知識を問う課題を出していますが，確実に習得できているかは確認できていませんでした．授業受講前の前提条件をそろえるために，前提テストの実施と徹底の必要性を改めて痛感しました．

2 看護過程論演習

授業および単元の位置づけ

1）対象と時期

2年生　通年　90～100名

2）単位数

2単位　2コマ×15週（前期10週，後期5週）

3）演習の目的

看護実践の方法論として，対象の看護の必要性を認識し，模擬患者を対象に必要な看護の系統的に計画・実践・評価する思考過程を展開する能力を身につける．

4）演習の概要

①前　期

問題解決の思考過程に沿って模擬患者の看護上の問題を判断し（情報収集とアセスメント），その判断に基づいた看護診断名を選定・目標を設定，解決策を計画する．

看護上の問題を判断するための情報収集の枠組みは，ゴードンの11の機能的健康パターンを使用，また看護診断はNANDA-Iを使用し，計画立案は標準看護計画を参考に立案する．

②後　期

基礎看護学実習Ⅱ（夏期集中）で受け持った事例を振り返り，グループで看護過程の展開を再構築することで，次年度より開始される領域別の実習に向けた自己の課題を明確にする．

5）指定教本

「看護がみえるvol.4　看護過程の展開」（MEDIC MEDIA）を採用（教本関連の解説動画が無料でYouTubeに公開されています）.

演習スケジュールの概要

前期（**表7**）と後期（**表8**）のスケジュールと, 主に使用したICTは, 下記のとおりです.

表7　前期のスケジュール

回 数	概 要	内 容	使用したICT
1	導入	オリエンテーション	●電子教科書 ●YouTube動画教材 ●医療教育用記録/医療教育用電子カルテシステム（F.CESS Nurse/Medi-EYE）
2		看護過程の概略	
3	情報収集	看護実践における情報収集	
4		看護実践における情報収集の実際	
5	アセスメント	アセスメントの概要	
6		アセスメントの実際	
7		模擬患者のアセスメント1	
8		模擬患者のアセスメント2	
9	問題の明確化 看護診断	看護診断の概要	
10		看護診断の構造	
11		模擬患者の看護診断の実際1	
12		模擬患者の看護診断の実際2	
13	目標設定	目標設定の考え方	
14		模擬患者の目標設定の実際	
15	計画立案	看護診断と標準看護計画の関係	
16		看護診断と標準看護計画の実際	
17		模擬患者の計画立案1	
18		模擬患者の計画立案2	
19	臨床判断	臨床判断の概要	
20		臨床判断の実際	

表8　後期のスケジュール

回 数	概 要	内 容	使用したICT
21	振り返り	基礎看護実習Ⅱの振り返り	●クラウド：OneDrive ●Words，PowerPoint
22		グループの事例抽出	
23	グループ事例 看護過程の再構築	情報の振り分け	
24		アセスメント1	
25		アセスメント2	
26		関連図の構築	
27		問題の明確化と看護診断	
28		計画立案と実施評価	
29	発表	発表準備	
30		発表会のまとめ	

演習で使用したICT

本学では，実習記録の電子化に向けて，さまざまな方法を試し，検討している段階です．そこで，前期は外部の実習記録システムであるF.CESS Nurseを，後期は大学で包括契約しているMicrosoftのOneDriveを活用して，看護過程の展開と実習記録の電子化にトライしました（**表9，10**）．

表9　前期に使用したICT

ICT	使用目的
YouTube動画教材	事前課題としての動画視聴
教育実習用システム F.CESS Nurse 医療教育用電子カルテ Medi-EYE	学生が作成した看護過程の記録はF.CESS Nurseにアップロード 模擬患者事例はMedi-EYEを活用し，電子カルテからの情報収集を再現した
ロイロノート	授業内での意見共有

表10　後期に使用したICT

ICT	使用目的
Microsoft OneDrive	実習での事例を完全に匿名化した状態で，看護過程を再構築 記録はWord，関連図はPowerPointで作成 記録の作成・保存はすべてOneDrive上で実施

授業の実際

1）前　期

前期の授業の実際は以下のようになっています（**表11**）．

表11　前期の授業の実際

事前課題	①単元に関連するYouTube動画視聴 ②【個人】「わかったこと・わからなかったこと」提出→ロイロノート
授業（対面）	①【グループ】「わかったこと・わからなかったこと」提出→ロイロノート ②教員：わからなかったことへの回答 ③【個人】模擬患者の事例展開 →Medi-EYEの医療教育用電子カルテから情報収集 →F.CESS Nurse上に記録提出 ④【グループ】模擬患者の事例展開の共有 ⑤教員：ポイント解説
事後課題	①【個人】模擬患者の事例展開の修正・追加→F.CESS上に記録提出

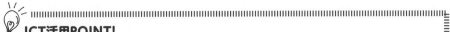

ICT活用POINT!

YouTube動画教材を有効活用して反転授業

既存の動画教材を活用することで，教員の負担なく，反転授業を実施できました．もちろん，教本や動画教材がすべてではなく，授業時間で追加の説明やポイント解説を行って，学生の理解を補います．

個人→グループ→個人と，ワークの種類を組み合わせ

いきなりグループワークをするのではなく，必ず個人で考える時間を設けてからグループワークを実践．グループで学びを共有した後は，再度，事後課題として自分の思考に落とし込む授業設計にしました．

実習用システム（F.CESS Nurse，Medi-EYE）を活用

演習で医療教育用電子カルテを活用することで，電子カルテからの情報収集の実際を体験することができ，実習への導入がスムーズになりました．

2）後　期

看護過程の展開，再構築は，すべてOneDriveのクラウド上で実施するようにしました．学生はiPadやPCを使用して記録を作成しました．教員はOneDrive上で学生の進捗を確認し，直接，あるいはクラウド上で指導を行いました．

①手　順

①OneDrive上に看護過程論専用の共有フォルダの作成し，資料箱を作成

②資料箱に原本のファイルを格納

③学生に共有フォルダのURLを共有

④学生がグループフォルダを作成し，原本のファイルを複製保存（**図5**）

⑤グループごとに複製保存されたファイルを各グループメンバーで編集

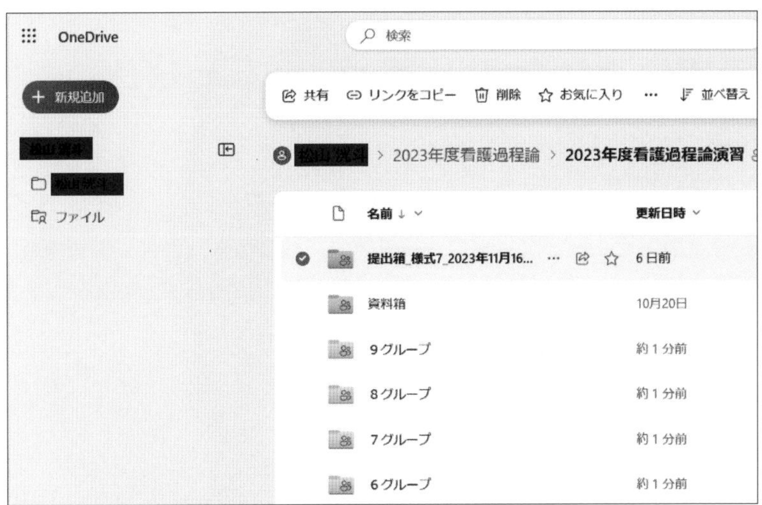

図5　グループごとのフォルダを作成する

②関連図

PowerPointで基本となる書式を設定し，コピー&ペーストで作成できるようにしました（**図6**）.

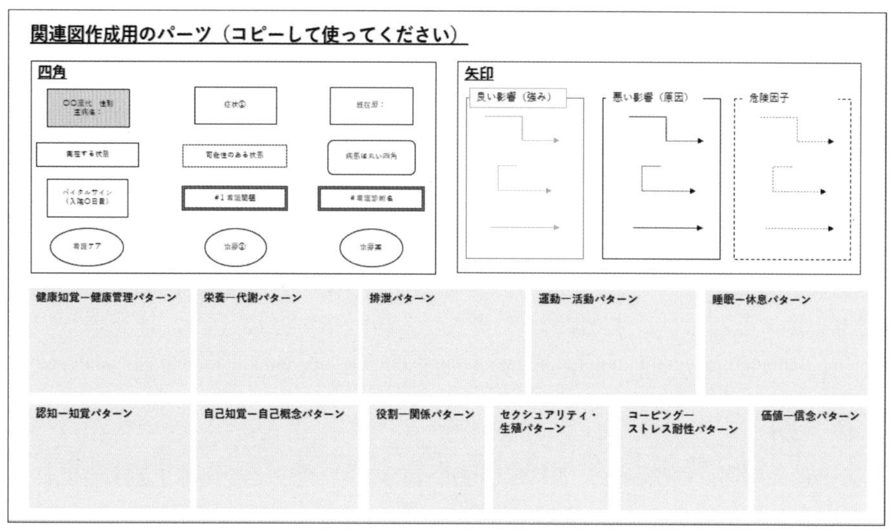

図6　関連図

③セキュリティ

実習の実際事例を振り返り看護過程を展開したため，セキュリティについては特に注意して学生に説明しました.

・パスワードを設定

・ダウンロード不可の設定

・個人情報に該当する内容を記載しないように徹底

・実際の実習記録と同様，学内と自宅以外での記録編集は禁止

ICT活用による効果と課題

1）効　果

・記録の電子化により，修正や追加がとても簡単になった

・即時に，学生間・グループ間・学生ー教員間で，共有でき，コメントできた

・医療教育用電子カルテを実習前に触っておくことで，実際にどこからどんな情報を収集すればいいか，体験してイメージをつかむことができた.

2）課　題

・体裁を整えることに意識が向いてしまった

電子記録は，思考過程を育てるという点では課題あり

記録の電子化により，学生の記録作成にかかる時間は短縮し，効率化されましたが，一方で，看護過程を習得するうえで最も重要な，“思考過程”が育ったかどうか，とい

う点では大きな課題が残ると考えています．学生は手書きのときよりも，電子のときのほうが，明らかに“キレイな”文章を書き，見た目の整った関連図を作成することに，より意識が向いていたように感じます．

近年の研究で，手書きの効果が見直されています．例えば，Umejimaら（2021）の研究では，スマホやタブレットなどの電子機器に比べ，手書きのほうが，記憶処理や言語処理に関係する脳領域の活動が定量的に高くなることを報告しています（**図7**）[1]．

電子記録に起こす前に，手書きで情報やアセスメントを整理し，思考を深められるような工夫が必要かもしれません．

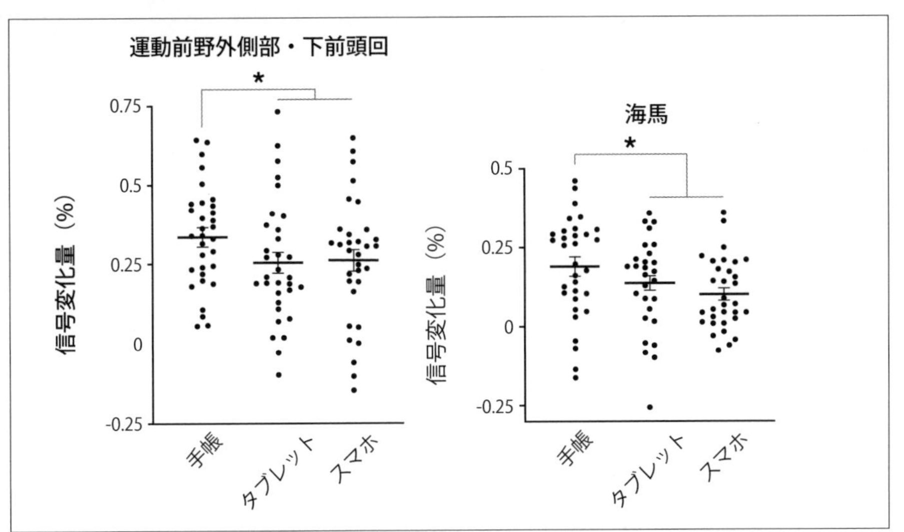

図7　手書き・タブレット・スマホを活用したときの脳活動量の違い（文献1より引用）

・複数のツールを使ったため，混乱させてしまった
・操作が難しかった

学生は，学習用アプリケーション：ロイロノートと，電子記録用のツール（前期はF.CESS Nurse，後期はOneDrive）とを，どちらも行き来しなければならず，混乱が生じていました．さらにいえば，他の授業では大学全体で運用しているLMSも使用しており，３つの入り口を使い分けることになってしまったわけです．特に，電子記録用のツールは，他の授業でほとんど使用していないため，学生は初めての操作に慣れなければならず，説明と操作への慣れにたくさんの時間を要する結果となりました．

これらは，結果的に，学びに集中する以前の前提条件（レイヤーモデルでいう，レベル－１：いらつきのなさ）が担保されていなかったといえるでしょう．

実習記録は，個人情報を扱うため，電子化のためにはセキュリティを担保する必要があり，普段の授業や演習とは異なるツールを使わざるを得ない現状です．どのようにすれば完全に解決できるかは，非常に難しい問題です．

ID⑩：レイヤーモデル

e-ラーニングの質を，レベル－1～レベル3までの5つの段階に分けて整理したものです（鈴木，2006）．これはe-ラーニングに限らず，教育全般での活用が可能です．

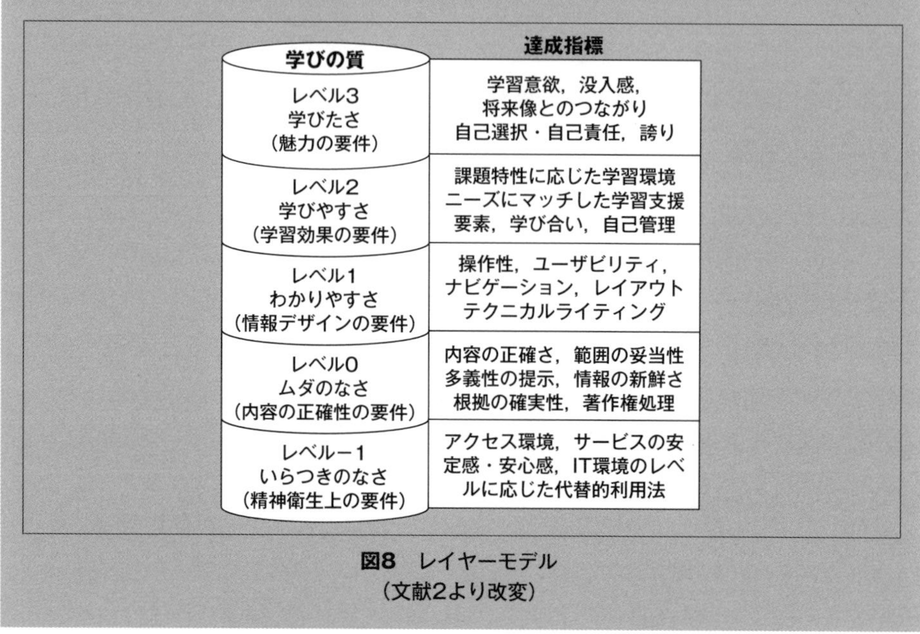

図8　レイヤーモデル
（文献2より改変）

ですが，**できる限り授業で使用するツールは少なくし，他の演習や授業でも積極的に実習用ツールを活用すること**で，で学習者の操作面での負担やイラつきを少なくすることが可能ではないかと考えています．

3　公衆衛生看護技術論Ⅱ（地域診断演習）

ここでは，主に，公衆衛生看護技術論Ⅱ（地域診断演習）におけるICT教材を取り入れた授業の試みについて紹介します．

授業および単元の位置づけ

1）授業名

公衆衛生看護技術論Ⅱ（地域診断）

2）対　象

3年生 保健師課程

3）単位数

2単位/4単位

4）演習全体の目的

地域を単位とした健康ニーズの捉え方や地域全体を支援する公衆衛生看護活動の特性を理解する．

5）演習全体の目標

- 地域の健康情報や健康問題の把握と分析，それをもとにした保健事業の計画立案，実施，評価方法を自立して演習する．
- 地域ケアの向上を目指す地域ケアシステムの技法を理解する．
- コミュニティーの健康増進における公衆衛生活動としての戦略を理解する．

本学保健師教育においては，公衆衛生看護学実習Ⅱ・Ⅲ（行政機関での実習）に向けて，3年生前期「公衆衛生看護技術論ⅠおよびⅡ」と，4年生前期「公衆衛生看護演習」において，実習必須体験項目に挙げられた技術を習得するカリキュラム構成となっています（**表12**）．

保健師の実習必須体験項目には，（家庭訪問・健康相談・健康診査・健康教育・**地域診断**・組織育成・事例検討・事業計画立案と評価・地域活動計画立案と評価・連絡携調整会議・健康危機管理）の11項目[3]が挙げられています．中でも，**「地域診断」は，すべての技術の基盤となる思考過程**です．

表12　本学保健師教育の演習と実習概要（2023年8月31日現在）

授業名		公衆衛生看護技術論Ⅰ	公衆衛生看護技術論Ⅱ	公衆衛生看護演習	公衆衛生看護学実習Ⅱ	公衆衛生看護学実習Ⅲ
対象		3年生保健師課程		4年生保健師課程		
単位数		2単位（30コマ）	2単位（30コマ）	8.5日＊	4単位（20日）	
保健師実習必須体験項目	家庭訪問	○		○		○
	健康相談	○				○
	健康診査（問診）	○		○		○
	健康教育	○		○		○
	地域診断		○	○	○	
	組織育成	○	○		○	
	事例検討			○	○	
	事業計画立案		○	○	○	
	地域活動計画立案		○		○	
	連絡調整会議				○	
	健康危機管理				○	

＊2023年度までは事前学習として科目外で実施．2024年度から正式科目化（1単位）．　○印は，各演習や実習で学ぶ内容

6）履修生の学習準備性と本授業の特徴

この科目の履修生は，個人のニーズやQOLの充足に向けた看護計画の立案と評価の過程を学んでいます．しかし，地域住民（集団）のニーズを捉えるためには，高血圧治療中の人が地域に何人いるかなど，個人のニーズや健康課題を加算的にみればよいというわけではありません．なぜなら，地域住民は，地域で生活する人や集団であり，所属する環境や文化，地域支援ネットワークなどからの情緒的，道具的，情報的支援を受けて生活をしています．そのため，高血圧治療中の独居高齢者でも，近隣とのつながりがあれば，回覧板で健康情報を入手することが可能で，買い物や通院などの支え合いなどによって，健康レベルを保つことが可能です．一方，なじみのない都心のマンションに転居した高血圧治療中の独居高齢者ではどうでしょうか．坂道や農作業をする場所がないことは，一見快適に見えて，高齢者の活動範囲を狭め，適度な日常の運動負荷を減じる結果，閉じこもりがちになり，ADLやコミュニケーション，認知能力にマイナスの影響がある可能性もあります．

このように，**個人が帰属する社会には，自立・自律した生活を支えるための物的・人的資源が数多く存在**します．最近では，人々の**地域に対する愛着や絆である社会関係資本（ソーシャルキャピタル）と健康との関連も重視**されており，**生活背景と健康課題の関連についてアセスメントする必要があります**．本授業では，**地域住民（集団）の健康保持増進や回復に関連する要因を把握し，それらが十全に機能するように施策**を考えるプロセスを学びます．

授業の概要

本授業は，4年生で履修する「公衆衛生看護学実習Ⅱ・Ⅲ」に向けて地域集団の健康ニーズの把握（地域診断）に必要な理論と技術の習得を目指し，全30回の授業回で構成しています（**表13**）．

4年生の公衆衛生看護学実習自治体を演習地域として，履修生10名を2班に編成し，自治体資料や，地区踏査（観察視診，インタビュー調査）をもとに地域の健康課題の背景要因の診断および解決のための事業化と評価計画立案までの過程（PPMの診断過程）を演習します（**図9**）．

演習資料は，上位自治体＜Z府＞と演習地域＜A政令市とB市＞の保健医療計画や各種調査報告書などを「ロイロノート」上にアップロードして活用しました．ロイロノートのメリットは，各診断過程でPPM作図ワークを教員が添削後，即座に履修者全体に添削内容を供覧することができ，履修者もマルチデバイスによる添削結果を閲覧可能で，あらゆる場面で即時学習モードに入れ，履修者間で情報共有をしながらグループ発表資料に加筆修正を行うことが可能な点です（**表14**）．

表13　授業の構成　　○講義，●演習

授業回	プロセス		テーマ内容
1～2 【T1】	動機づけ	Step1 理論学習	○地域診断に必要な理論および，地域診断の目的・対象・方法を学ぶ
3～10	方略理解	Step2 量的分析	●母子・成人・高齢者等ライフステージ別・地域集団の健康課題と背景要因の関連をPPMに書き起こす
11～12		Step3 質的分析	○質的データの情報源，インタビュー調査方法，観察方法，質的データのまとめ方 ●踏査実施計画
13～14		Step4 地区踏査 健康課題の構造化	●演習地域のフィールド調査
15～16			●地区踏査結果の分析とPPM枠組みに結果を当てはめて健康課題を構造化する
17～21		Step5 施策化	○保健計画の骨子，政策・施策・事業過程 ●保健事業計画の作成
22～23		Step6 評価	○●保健事業評価計画作成
24～25		まとめ	●発表会予行
26～27		Step7 地域ケアシステム	○ケアシステム構築の実際を学ぶ
28～30 【T2】	学習転移	発表	●準備資料作成，発表・討論，講評・総括 ○PIP教材クイズゲームとまとめ

1）動機づけ：第1回授業

教材：相互学習クイズ（PIP-Maker）

ペアになり，演習地域の上位自治体の保健データを参照しながら，メンバー（クイズ回答者）に，統括保健師役がヒントを参照し助言を与えPPM各段階の診断を進めます．最後の施策化段階は，役割を入れ替えて，メンバーが統括にヒントを出し，統括がそれまでの診断をもとに，健康課題解決に必要な事業のクイズを回答します（**図10**）．クイズはPIP-Makerによりオンライン化し，試行ログを記録しました．

2）方略理解：第2～25回

教材：PPM作図（コンセプトマッピング）

クイズ回答後はPPM枠に沿って演習地域の母子保健の課題を要約・整理するコンセプトマッピングをロイロノート上に描くように求めました．

3）学習の転移

最終回【T2】の発表会では，PPM過程をたどり各グループが演習地域の健康課題と背景要因を発表しました．学生間の意見交換と，教員による講評を得て，PIPクイズを実施し，学習の転移を測定しました．

つまり，【T2】のPIPクイズは，1Gの演習自治体＜A政令市＞の成人保健計画（データヘルス計画）と関連資料をクイズのデータとして使用しているため，1Gに有利と考えられます．しかし，本授業では，解を得るための思考過程『方略理解』を目指して授業設計をしています．そのため，【T1】と【T2】における，両グループのクイズ正答率には差がないと仮定しました．つまり，差がなければ，PIPクイズ教材の効果があるといえます.

演習の進め方

1）教　室

情報処理演習室

2）班編成

1G 5名<演習地域：A政令市>，2G 5名<演習地域：B市>

3）演習で用いた理論枠組み（PRECEDE- PROCEED モデル，**図9**）

Step1　理論学習（講義）

Step2　統計データを用い住民の健康課題と背景要因を抽出　≪演習≫

Step3～6　地域診断を基にした課題解決施策・事業・評価計画の立案≪演習≫

Step7　地域ケアシステムの構築（講義）

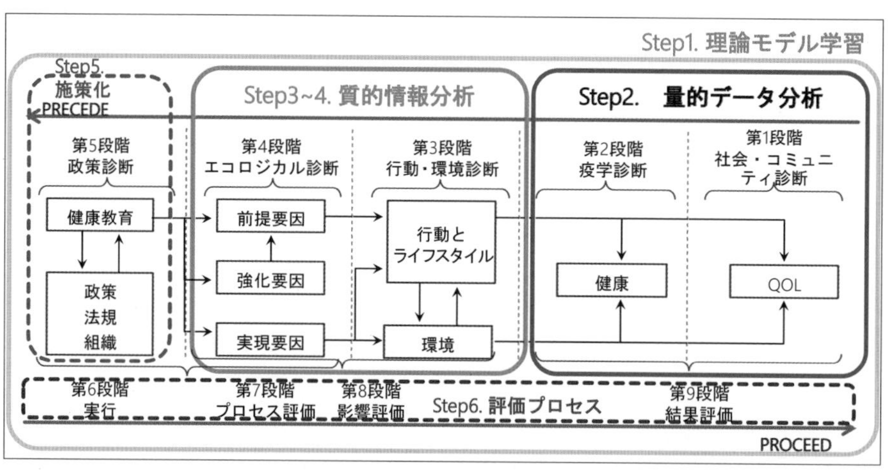

図9　PRECEDE- PROCEED モデル（PPM）と授業進行
（ローレンス W.グリーン，マーシャル W.クロイター（著）,神馬征峰ほか（訳）.（1997）ヘルスプロモーション：PRECEDE-PROCEEDモデルによる活動の展開．医学書院より引用）

この演習で使用したICTは下記のようになっています（**表14**）.

表14　この演習で使用したICT

種　類	用　途	学生にとってのメリット
ロイロノート学習用アプリケーション	課題添削	着信履歴機能で即座に教員のフィードバックがある デバイス上操作が容易で移動中も確認できる 学生間の供覧機能で相互学習が容易になる 個別課題の結果をグループ課題に素材として合成できる
	地域診断資料のクラウドへの保存	保健計画，健康指標および目標値の参照 膨大な資料をアプリケーション上にストックすることが可能 保存資料や演習ワーク課題を翌年の実習時に活用できる 手続きを思い出す時間を短縮できる
PIP-Maker	相互学習クイズ（**図10**）	PPM枠組みの理解が容易になる 相互にヒントを出し合うことで理解が容易になる

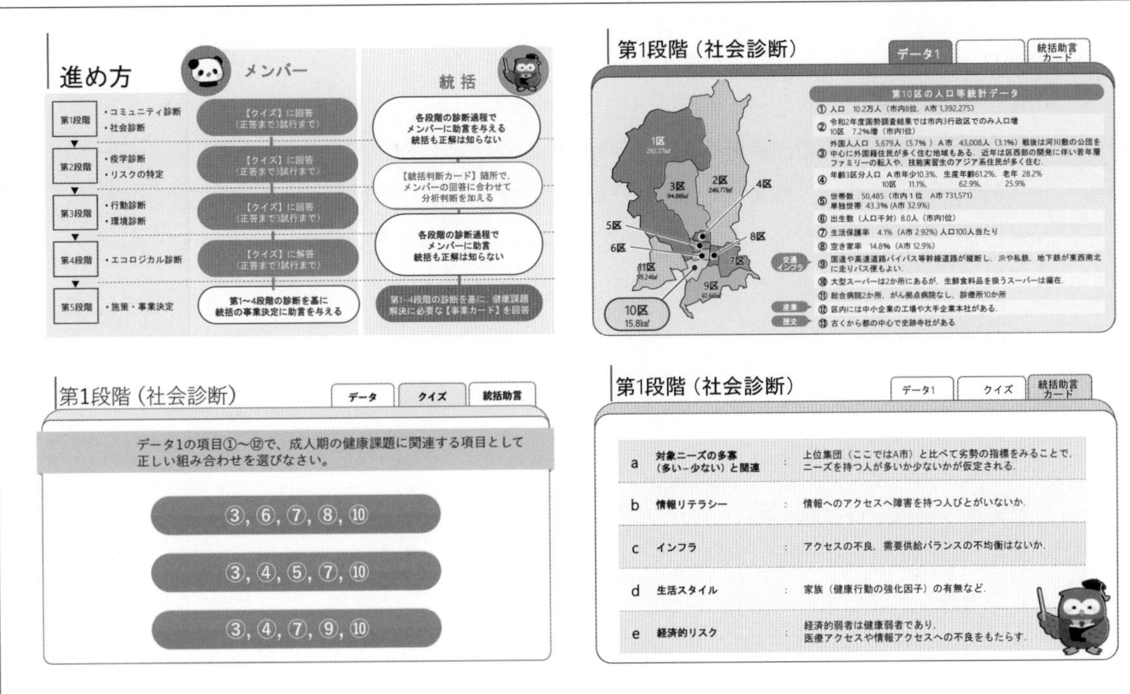

図10　相互学習クイズ

PIP-Makerによるクイズ教材の概要と効果

POINT!

- 学生のペア学習や個人学習のペースに合わせて，あらゆる場所や時間で活用可能なように，PIP-Makerを使用して相互に助言し合いクイズに解答しながら地域診断の要素を学ぶ内容にしました．
- PowerPointで作成した原稿に，アバターにAI音声を合成し進行ナレーションを加え，背景に教室や図書館を設定して仮想空間を作り，楽しい雰囲気を出しました．
- 知識の定着を図るため，誤答の場合は正答するまで繰り返し回答できるように，分岐型クイズスタイルを採用しました．

1）本教材のねらい

①解法の筋道となる理論枠組みPPMへの「構造着目」

PRECEDE-POCEEDモデル[4]（以下，PPM）を援用して，**図9**のStep1～6の段階順にクイズを構成しました．こうした理論枠組みやテキストの部分から全体構造に沿って読解を進める学習法は，特に大学生の「メタ認知方略」[5,6] に有用とされています．

②地域診断クイズによる「既有知識の定着」と「相互教授」によるメタ認知方略活性

また，クイズは，「既有知識活性」[7] が期待され，「要点整理」と「発問」の組み合わせによる「相互教授」[8] は大学生の「メタ認知方略」に有効であること[9] から，ペアによるクイズゲームの形式としました.

2）教材開発

①効果測定とクイズの出典データ

【T1】のクイズは，演習地域の上位自治体の母子保健計画とその関連資料を使用しました.【T2】のPIPクイズは，1Gの演習自治体〈A政令都市〉の成人保健計画（データヘルス計画）と関連資料をクイズのデータとして使用しました.

②内容の妥当性

クイズ作成にあたっては，実習地域の保健師から助言を得ました.

3）教材の効果測定

①学習の動機づけ（表15）

ARCS動機づけモデル日本語版[10]13項目版を用い，当該教材と授業が，学習者の関心の獲得，学ぶ好奇心を刺激したか（Attention：注意），学習者のニーズやゴールを満たしているか（Relevance：関連性），学習者が理解することを助ける工夫や手がかりが盛り込まれているか（Confidence：自信），学習者がこの経験に満足し，さらに学び続けたい気持ちになっているか（Satisfaction：満足）について，【T1】【T2】授業終了後に，Googleフォームで回答を得ました.

そして，卒後キャリア志向（保健師・看護師）によるARCS得点の差を検証しましたが，対象数が少数であるため有意差検定はしていません.

表15　ARCS得点平均

設問内容	NS (n=6)		PHN (n=4)		計 (n=10)		【参考】川上・向後 (2013)
	T1	T2	T1	T2	T1	T2	
A（注意）	***3.9***	***4.0***	***4.3***	***4.5***	***3.9***	***4.3***	***2.6***
1 先生は，この授業で私たちを熱中させるような方法を知っていた.	3.7	4.2	4.5	4.8	3.9	4.4	2.3
2 この授業には注意をひきつけられることはほとんどなかった（逆転項目）	4.0	3.5	4.0	4.0	4.0	3.7	2.8
3 先生は重要なポイントに向けて話を盛り上げていった.	4.1	4.0	4.5	4.8	4.2	4.3	2.7
4 先生は，いろいろなおもしろい教え方を使っていた.	3.6	4.5	4.0	4.5	3.7	4.5	2.4
R（関連性）	***3.8***	***4.2***	***3.5***	***4.1***	***3.7***	***4.1***	***2.6***
5 この授業で私は高い基準を立てて，それを達成しようとしていた.	3.7	3.7	2.5	4.0	3.4	3.8	2.3
6 この授業内容は，私の期待や目的に沿っていた.	3.9	4.2	4.0	4.0	3.9	4.1	2.7
7 学生たちはこの授業に積極的に参加した.	4.0	4.5	4.0	4.8	4.0	4.6	2.6
8 自分の大きな目的を達成するにはこの授業でよい成績をとることが重要だ.	3.6	4.3	3.5	3.5	3.6	4.0	2.7
C（自信）	***3.4***	***3.1***	***2.8***	***3.3***	***3.3***	***3.5***	***2.5***
9 私はこの授業をうまくやる自信があった.	3.4	2.7	2.0	3.0	3.1	2.8	2.3
10 この授業の内容は，私にとってあまりにも難しかった.（逆転項目）	3.3	3.0	3.5	3.0	3.3	3.0	2.7
11 この授業の難易度は，やさしすぎも難しすぎもせず適切であった.	3.4	3.7	3.0	4.0	3.3	3.8	2.7
S（満足）	***3.7***	***3.9***	***4.2***	***3.8***	***3.8***	***3.9***	***3.2***
12 私の成績やその他の評価は，他の学生と同様に公平だったと思う.	4.0	4.2	4.0	3.5	4.0	3.9	3.3
13 私が思っていた課題の評価と比べ，先生の評価には満足している.	3.4	4.0	4.5	4.0	3.7	4.0	3.2
14 この授業で私がしなければならない課題の量は適切であった.	3.7	3.7	4.0	4.0	3.8	3.8	3.0
全体平均	***3.7***	***3.9***	***3.7***	***4.0***	***3.7***	***4.0***	***2.7***
合計点	***51.9***	***54.0***	***52.0***	***55.8***	***51.9***	***54.7***	***37.7***

・結　果

回答率は100%でした．

【T1】と【T2】の差：【T2】のほうがARCS得点が高く，**学習動機づけ効果があった**と考えられました．しかし，下位尺度の『自信』は【T2】において，他に比べて低い傾向でした．e-ラーニングでのクイズ正答は，履修者の『自信』を向上させることが示唆されています[11)]．しかし，【T2】は授業最終回で実施したため，クイズの詳細な解説機会がありませんでした．つまり，クイズの正誤の詳細な解説が履修者の『自信』向上に必要であることが示されました．

卒後キャリア志向による差：保健師志向群（n=4）は，「先生は重要なポイントに向けて話を盛り上げた」等の『注意』と「この授業をうまくやる自信があった」等の『自信』の平均が高く，看護師志向群（n=6）は，「授業に積極的に参加した」等の『関連性』がやや高い傾向でしたが，『満足感』は低い結果でした．

このことより，保健師志向群は【T2】においてデータを読む力が備わったと感じていても，その先にある難易度の高い課題に向けて必要なスキル獲得については満足していないのではないかと考えられました．一方，看護師志向群は，本授業は保健師資格を得るための通過点であり，一定の学習はするが，『満足感』は得ていなかったと考えられました．

したがって，動機づけを促すには，教材開発だけではなく，履修者へのプロセスフィードバックが重要ということが確認されました．

単に課題をこなすような状況では，ネガティブプロセスフィードバック（個人が重視していなかった方略の注意）が有効とされます．目標に理想的な学習者像が焦点化されている状況では，ポジティブプロセスフィードバック（個人が重視した方略についての肯定）が有効とされます[12)]．そのため，教材開発と併せて，履修者のキャリア志向性，学習の目標を履修前に把握しておくことは，履修者の動機づけの方法を知る手がかりとなり，授業進行において有用であると考えます．

②メタ認知スキル

・測定：PPM作図（コンセプトマッピング）

PPMの理論構造に基づくデータ分析ができているかを見るため，PPM診断段階を9項目に分け，PPM作図の論理一貫性に関するポートフォリオ評定表（**表16**）を作成し，1項目5点，計45点（B）を満点として，演習グループ別平均，【T1】【T2】の平均を除し，モデルの適合度を算出しました．

表16　PPM作図ポートフォリオ評定表（内容の論理一貫性に対する評価の観点）

	社会診断	疫学診断	行動診断		エコロジカル診断		
			行動診断	環境診断	前提要因	強化要因	実現要因
次元*	①規模（大小／多寡／割合），推移，将来予測から特徴をとらえているか②個人／地域により主観的に定義された問題が抽出されているか	①各指標に関連する生物学的リスクファクター（疾病負荷等）を取り上げているか．②指標の分布，持続時間，水準，発生率，強度，流行の特徴が述べられているか	コンプライアンス，消費パターン，コーピング，予防活動、セルフケア，利用度について，質，範囲，迅速性，頻度の観点から指標の特徴が述べられているか	近接性，入手しやすさ，公平性が説明されているか	知識，態度，信念，価値観などの特徴が述べられているか	行動が継続し繰り返される持続的報酬，インセンティブ，フィードバックが述べられているか	望ましい方向に環境や行動を変える技術，資源，変化を障害するマイナス要因が述べられているか

* PPMの各診断に必要な指標を根拠に，分析の次元に沿って説明がなされているか

配点　5点（根拠を用いて次元に沿った分析ができている）
4点（根拠を用いているが次元に見合った分析が不十分）
3点（根拠があいまいだが，要素の理解はできている）
2点（根拠，要素定義があいまい），1点（無記入）

・結　果

演習上位自治体〈Z府〉のデータをクイズ教材に用いた【T1】のPPMは学習開始前でもありグループの評点差はありませんでした．一方，1Gの演習自治体のデータをクイズ教材に用いた【T2】では，両群の評点差はみられませんでした．したがって2Gは，演習で習得した解決方略を演習地域以外の地域診断に応用する技術が身についていると考えられました．また本クイズ教材や，PPM作図課題がこうした「学習転移」を可能としたと考えられ，『相互教授』や『構造着目』クイズによる『既有知識の活性化』がメタ認知能力を高めたと考えられました（**表17**，**図11**，**12**）．

表17　PPM概念化ワーク適合度の推移

*配点＠5点＝計45点(B)		【T1】						【T2】					
		1班(n=5)		2班(n=5)		全体(n=10)		1班(n=5)		2班(n=5)		全体(n=10)	
		平均	*SD*	平均	*SD*	平均	*SD*	平均	*SD*	平均	*SD*	平均	*SD*
1社会診断	コミュニティ特性	3.2	*(1.8)*	2.0	*(0.7)*	2.6	*(1.4)*	5.0	*(0.0)*	5.0	*(0.0)*	5.0	*(0.0)*
	QOL	4.2	*(1.8)*	4.2	*(1.1)*	4.2	*(1.4)*	4.4	*(0.9)*	4.4	*(0.9)*	4.4	*(0.8)*
2疫学診断	疾病負荷	3.6	*(1.3)*	4.2	*(1.1)*	3.9	*(1.2)*	4.6	*(0.9)*	5.0	*(0.0)*	4.8	*(0.6)*
	データ特性	1.8	*(1.8)*	1.4	*(0.9)*	1.6	*(1.3)*	5.0	*(0.0)*	4.8	*(0.4)*	4.9	*(0.3)*
3行動環境診断	行動診断	4.0	*(1.0)*	3.0	*(1.4)*	3.5	*(1.3)*	5.0	*(0.0)*	4.8	*(0.5)*	4.9	*(0.3)*
	環境診断	3.0	*(0.0)*	2.0	*(0.7)*	2.5	*(0.7)*	5.0	*(0.0)*	4.8	*(0.4)*	4.9	*(0.3)*
4エコロジカル診断	前提要因	2.6	*(0.5)*	3.0	*(1.2)*	2.8	*(0.9)*	4.4	*(1.3)*	4.0	*(1.4)*	4.2	*(1.3)*
	強化要因	2.4	*(0.9)*	3.0	*(1.2)*	2.7	*(1.1)*	3.2	*(0.8)*	4.6	*(0.9)*	3.9	*(1.1)*
	実現要因	2.2	*(0.8)*	3.4	*(0.9)*	2.8	*(1.0)*	4.0	*(1.0)*	4.2	*(0.8)*	4.1	*(0.9)*
計(A)		27.0	*(6.3)*	26.2	*(5.2)*	26.6	*(5.4)*	40.6	*(3.5)*	40.6	*(3.8)*	40.6	*(3.4)*
適合度(%)＝(A)/(B)		60.0	*(14.0)*	58.2	*(11.5)*	59.1	*(7.6)*	90.2	*(7.8)*	90.2	*(8.4)*	90.2	*(7.7)*

*<評定>
5点（根拠を用い次元分析ができている），4点（根拠を用いているが次元分析が不十分），3点（根拠が曖昧だが要素理解はできている
2点（根拠，要素定義が曖昧），1点（無記入）

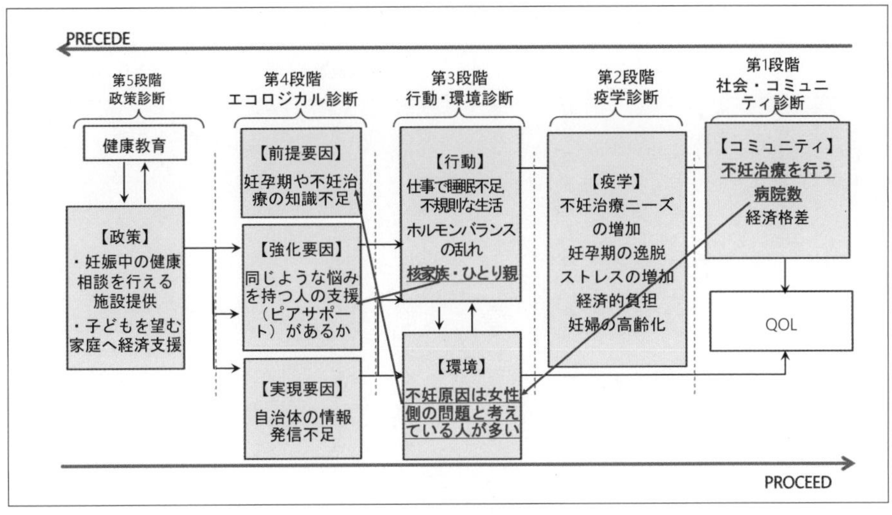

図11　【T1】学生回答

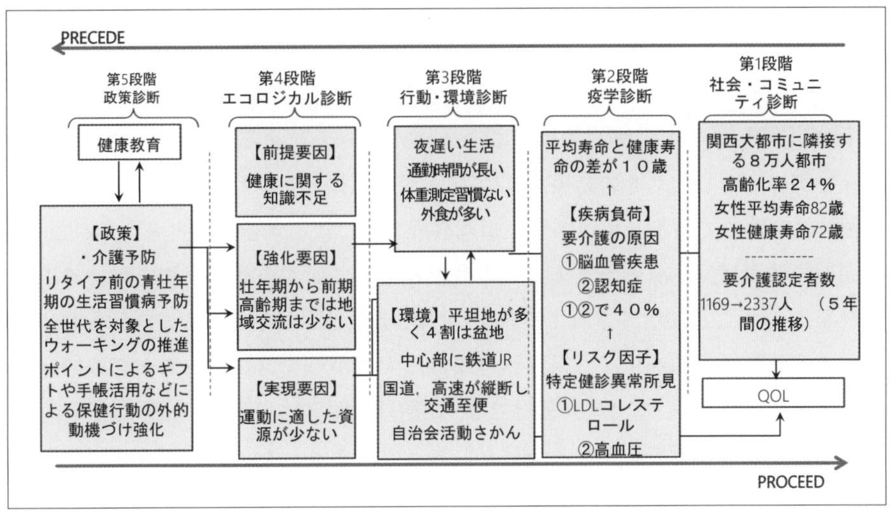

図12　【T2】学生回答

③学習満足度

・測　定

【T1】と【T2】授業後に，「本教材が学習に役立ったかどうか」を，履修生を対象にGoogleフォームによる無記名・任意のアンケート調査を実施しましました.

・結　果

回答率は，【T1】（90%），【T2】（100%）でした.

本クイズの相互教授スタイルは，「会話，意見交換をしながら回答できた」「統括とメンバーの両方を経験することで勉強になる」などの意見が【T2】で増加し，「マイペースに回答する方がよい」「メンバー役が勉強になる」などの教材のねらいから外れる意見は【T2】で減りました．その他，「復習になる」「母子保健等も（PIPクイズで）学びたい」「夏休みにもやってみたい」など教材に対するポジティブ評価は【T2】で増えました．また，【T2】では，役割交替の際に「クイズ内容を変えてほしい」など建

表18　ICT教材の感想

	Positive意見					Negative意見			どの役が勉強になったか		
	復習になった	会話，意見交換をしながら回答できた	楽しく学べた	母子保健などもICTで学びたい	夏休みにもやってみたい	統括は，メンバー役でクイズ回答の際，安易になる	統括助言カードをみながら1人でマイペースに回答する方がよい	統括（助言）役がメンバー役に交代し回答する際は，クイズを変えてほしい	メンバー	統括	両方
T1 (n=9)	6 (66.7)	7 (77.8)	2 (22.2)	5 (55.6)	0 (0.0)	6 (66.7)	2 (22.2)	6 (66.7)	4 (44.4)	1 (11.1)	5 (66.7)
T2 (n=10)	9 (90.0)	8 (80.0)	6 (60.0)	7 (70.0)	3 (30.0)	3 (30.0)	1 (10.0)	5 (50.0)	1 (10.0)	1 (10.0)	7 (90.0)

設的な意見がみられ，教材の効果が示されました．(**表18**)

・ルールとアドリブでインタラクティブ性を付与した相互学習クイズ

【T1】と【T2】において，教材使用後にGoogleフォームによる無記名・任意のアンケート調査を実施しました．その結果，T2のほうが統括役とメンバー役の両方の試行による学習効果を感じており，反復学習と相互教授方法による学習効果と考えられました．双方向型の教育は，e-ポートフォリオの提出とそれに対する個別指導を受けることで理解が深まる[13]ことが示唆されています．LMS上での添削などの双方向型教育や，学生同士の相互教授方法をICTに組み込むには，大掛かりなプログラムが必要で経費もかかります．そのため，本クイズ教材では，統括役の助言は，回答者と同じ絵（データ）を見ながら，アドリブで説明する方法としました．こうした一部をデジタル化した低予算のインタラクティブなゲーム教材であってもルール設定を工夫することによって学習効果が得られることが確認できた点は今後につながる発見でした．

また，【T2】で地域診断学習に対するポジティブ意見が増加し，ネガティブ意見が減ったことや，**【T2】において，「統括・メンバー両方の役割を試行することでの学習効果を感じる」回答者が増えた**ことは，インタラクティブ性を付与した本ゲーム教材による獲得の効果と考えられました．さらに，統括役とメンバー役交替時に，クイズ内容を変更してほしいなどの建設的な意見も聞かれました．この意見に対しては，役割交替の際にクイズをシャッフルするなど改善をしていきたいと思います．

・教材使用のタイミング

本授業では，初回【T1】の履修ゴール提示と学習動機づけと，発表会後の最終回【T2】の2回のクイズ教材使用でした．情報リテラシー教育でICTを活用した先行研究においては，前半・中盤回で概説を聞いた後，最終盤に，臨床場面を想定したシナリオ教材の活用により，既有知識を活用しやすくなり，学習テーマの重要性を実感できることが示唆されており[12]，本研究においてもこれを追認したと考えます．

以上，本研究の結果から，本クイズ教材が地域診断の『学習動機づけ』『課題解決方略の獲得』『授業満足度』を高める効果が予想されました．今後はさらにサンプル数を増やし，統計的に評価・検証を進める必要があると考えます．

なお，本研究は，第38回村田学術振興財団の助成を得て実施した．その他に申告すべき利益相反（COI）はありません．

4 公衆衛生看護学実習Ⅱ・Ⅲ

ここでは前述の公衆衛生看護技術論Ⅱ（地域診断）での学習スタイルをどのように実習で活かしたかについて主に地域診断の進め方を中心に紹介します．

実習の単元の位置づけ

1）授業名

公衆衛生看護学実習Ⅱ・Ⅲ

公衆衛生看護学実習Ⅱ（3単位）とⅢ（1単位）を合わせた4週間（4単位）の連続実習

2）対　象

4年生　保健師課程（前述の公衆衛生看護技術論Ⅱ履修学生）

3）単位数

4単位

4）実習の目的

公衆衛生看護学実習Ⅱ

地域特性や地域住民の生活を理解し，地域住民の健康の維持増進・疾病予防を目指した公衆衛生看護活動を実践する基礎的能力を養う．

公衆衛生看護学実習Ⅲ

家庭訪問と健康教育など公衆衛生看護技術の実践能力を養う．

5）地域診断の目標

地域診断の一連の過程（健康課題の抽出, 計画, 実施, 評価）を理解することができる．

（1）地区の人々の生活と健康に関する情報を多角的・継続的に収集することができる．

（2）収集した情報を根拠に基づいてアセスメントすることができる．

（3）アセスメントの結果に基づき，地域の健康課題を明らかにすることができる．

（4）地域の健康課題解決のために，事業計画を立案することができる．

（5）地区活動計画を立案し，評価項目を設定することができる．

実習で使用したICT

地域診断に必要なデータにアクセスができるようにレンタルWi-Fiを1グループに1台貸し出す環境整備を行いました．家庭訪問記録は個人情報が特定される情報もあるため手書きの記録とし，その他の保健事業記録などはオンラインクラウド上で共有し，添削指導を行いました（**表19**）．

表19　この実習で使用したICT

種類	用途	ねらい・学生にとってのメリット
Microsoft OneDrive ロイロノート	記録添削	実習指導教員がOneDriveアカウントを所有していないことや，実習指導教員のICTスキルを考慮し，試行的に次の方法を採用した．（1G）OneDriveで教員が記録添削後，学生は記録を印刷して実習指導教員に確認をしてもらい，臨地指導者に提出．（2G：筆者）ロイロノートで教員と実習指導教員が添削後，印刷し臨地指導者に提出の記録添削方法を採用（タイムラグがない）．
	地域診断資料をロイロノートにで保存．カンファレンスや報告会資料などに活用．	OneDriveもクラウド上で保存が可能であるが，操作画面へのカード形式で取り出しが可能であり，記録添削時に関連する資料をカード形式で抜き出して記録に挟むことが容易にできる．ピンポイントで参照すべき資料にアクセスが可能． カンファレンス時に，プレゼン資料を指導者に供覧する際にも資料へのアクセスが容易であり，学生間の意思疎通やイメージの共有に役立っていた．

実習の評価

前述の公衆衛生看護技術論Ⅱ履修学生の4年次（令和5年度）公衆衛生看護学実習Ⅱ・Ⅲの『地域診断』の成績及び満足度について，他の保健師実習必須体験項目と比較し，指導方法について振り返りました．

1）教員評価における実習必須体験項目別技術到達度の経年比較

全体に前年度（令和4年度実習生）よりも技術到達度が上がっている一方で，地域診断は2ポイント低下しました（**表20**）．

表20　教員評価（令和4年度との比較）

	評価項目	教員評価到達度（%）	
		令和5年	令和4年
実習Ⅱ	行政保健活動	88	79
	地域診断	81	83
	事例検討会	67	76
	健康診査/保健事業	89	84
	地域組織活動	97	87
	連絡調整会議	96	87
実習Ⅲ	家庭訪問	84	89
	健康相談/特定保健指導	83	88
	健康教育	90	92
	実習態度	91	89
	平均	86.6	85.4

2）学内準備学習に対する学生の満足度

学生の満足度においても，母子保健演習よりも低い結果でした（**表21**）.

表21　令和5年度実習事前準備学習に対する満足度

	地域診断	健康教育	新生児訪問演習	3歳児健診演習
1：不満足～5：満足	3.5	3.25	4	4

今後の課題

地域診断の実習成績，事前学習の満足度が他の体験項目に比べて低い背景

第1に，手技の獲得や，思考過程の難易度が影響していると思われます．例えば，新生児訪問演などは，「教員のデモストレーションを見てだいたいイメージができた」と全員が回答していました．

一方で，地域診断は「時間が足りなかった」という意見が多くを占めました．実際には，地域診断の準備にあてる時間は学生の主体性に任せているため，時間が足りないということは，モチベーションが上がっていないとも判断できます．準備期間に入ってもアルバイトをしていたり，他の用件を申し出るなど，実習準備に対する構えは学生によってまちまちでした．

地域診断の演習（公衆衛生看護技術論Ⅱ）は30コマのほとんどの授業時間を演習にあてており，理解に至るまで時間を要する技術（思考過程）です．一方，母子保健技術などの演習（公衆衛生看護技術論Ⅰ）は家庭訪問や健康診査，地域組織活動などさまざまな技術を30コマの中で網羅的に学び，どちらかというと，テクニカルな技術を扱います．ICT教育は動画やシミュレーションなど「見て学ぶ」ことを得意とするコンテンツが多く，テクニカルタームになじむ教育媒体だと考えます．

しかし，思考過程を理解するにも，学習内容を「見える」こと「見せる」ことが必要です．例えばPPM作図に用いた概念図はその1つです．今回のクイズ学習教材は，研究助成を得て2022年後期の授業から本格的に導入したものです．したがって，ここで取り上げた対象学生が体験したICT教育は完全な形になる前のパイロット版だったことで考え方の定着に至らなかったのかもしれません．授業時には手ごたえのあった授業方法ですが，授業後6ヵ月を経て実習までに動機や思考過程が変化していることもわかりました．今後もこれらの課題に向き合い，教材研究や授業評価を継続していく必要があるといえそうです．

引用文献

1）Umejima, K., Ibaraki, T., Yamazaki, T., et al. (2021). Paper notebooks vs. mobile devices：brain activation differences during memory retrieval. Front Behav Neurosci, 15, 634158. doi：10.3389/fnbeh.2021.634158

2）鈴木克明. (2006). IDの視点で大学教育をデザインする鳥瞰図～eラーニングの質保証レイヤーモデルの提案. 日本教育工学会第22回講演論文集, 337-338.

3）全国保健師教育機関協議会編.（2014）. 保健師教育におけるミニマム・リクワイアメンツ. 全国保健師教育機関協議会版.

4）Green, LW., & Kreuter, MW.（2005）. Health program planning: an educational and ecological approach. McGraw-Hill, NY.

5）Kintsch, W., & van Dijk, TA.（1978）. Toward a model of text comprehension and production. Psychological Review, 85（5）, 363-394. doi：10.1037/0033-295X.85.5.363

6）van DIJK, TA., & Kintsch, W.（1983）. Strategies of discourse comprehension. Academic Press, NY.

7）Spires, HA., & Donley, J.（1998）. Prior knowledge activation: Inducing engagement with informational texts. Journal of Educational Psychology, 90（2）, 249-260. doi：10.1037/0022-0663.90.2.249

8）Palincsar, AS., & Brown, AL.（1984）. Reciprocal teaching of comprehension-fostering and monitoring activities. Cognition and Instruction, 1, 117-175. doi：10.1207/s1532690xci0102_1

9）犬塚美輪.（2002）. 説明文における読解方略の構造. 教育心理学研究, 50, 152-162. doi：10.5926/jjep1953.50.2_152

10）川上祐子, 向後千春.（2013）. ARCS 動機づけモデルに基づくCourse Interest Survey 日本語版尺度の検討. 日本教育工学会研究報告集, 13（1）, 289-294.

11）佐藤満明, 柄本健太郎, 向後千春.（2015）. 講義動画中におけるクイズの提示が受講者の学習意欲に及ぼす効果. 日本教育工学会論文誌, 39, 77- 80. doi：10.15077/jjet

12）外山美紀, 湯立, 長峯聖人他.（2017）. プロセスフィードバックが動機づけに与える影響：制御焦点を調整変数として. 教育心理学研究, 65, 321-332. doi：10.5926/jjep.65.321

13）和田佳代子, 片岡竜太, 高橋由佳他.（2015）. ICT を活用した看護学生に対する双方向型の情報リテラシー教育実践例. 保健医療福祉連携, 8（1）, 20-26. doi：10.32217/jaipe.8.1_20

Part 5

学生からみたICT活用

ここまでは，看護教育におけるICTの必要性や授業への取り入れ方，具体的な教材，実例を紹介してきました．この本を手に取ってくださった皆さんは，ICTを活用した教育を検討しているもののまだ開始されていないか，開始したものの使い方に悩んでいる方がほとんどではないかと思います．授業に取り入れた後，気になるのが学生の評判や評価ですよね．

本Partでは，実際に授業を受けた学生たちにとったアンケートをもとに，学生が感じている率直な意見や感想を対話形式でみていきます．

〈学生Aさん〉

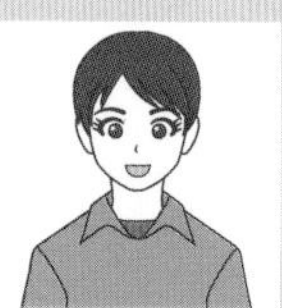

・〇〇大学看護学科1年生
・大学では全員がタブレット必携（WindowsかiPadが選択可能）
・大学に入って初めてタブレット（iPad）を購入
・高校生活では新型コロナウイルスの影響で通常の授業が少なかった
・機械操作がちょっぴり苦手

1 Zoom授業と対面授業の比較

教員：Aさん，こんにちは．Zoom授業に不安があると聞いていたけど，どうだった？

学生：うーん，そうですね，これまで先生とは直接会って授業を受けるのが普通だったので，慣れるまでは大変でした．

教員：そうだったのね．ちなみに，どんなことが大変だった？

学生：私は機械の操作とかあまり得意ではないんです…．大学に入ってiPadを買ったけど使いこなせてないし，Zoomの設定とかよくわからなくて．

教員：機械操作に苦手意識があったのね．他の授業でもオンライン授業やオンデマンド授業が増えているから，慣れていない学生は苦労するよね．

学生：そうなんです．課題がオンラインで出題される科目もあって，友達に何度も聞いたりしました．

教員：Zoom授業もお友達に聞いたりしたの？

学生：はい．でも，最初の設定に慣れればそこまで大変なことはなかったです．授業も先生の講義をリアルタイムで聞いているので対面の授業とあまり変わらなかったかな．

教員：それはよかった．授業ではグループワークもしたけど，うまくできた？

学生：グループに分かれるのは，招待されたグループに入るだけだったので簡単でした．操作では難しいと思うことはなかったですよ．

教員：オンライン授業に慣れていないと聞いていたから心配だったけど，操作面では慣れてからは困ることは少なかったみたいね．オンライン授業は対面授業よりコミュニケーションが難しいといわれているんだけど，それはどうだった？

学生：たしかに画面越しなので対面とは違ったけど，グループワークではみんながカメラをオンにして，実際に会っているときと同じように話し合いができました．私は大勢の人の前で話すことが苦手なので，少人数で緊張せず話し合いができました．

教員：そうなのね．リラックスした状態なら意見も言いやすいよね．

学生：はい．いつも思っていることの一部しか言えないのが悩みだったんですけど，少し自信がもてました．あと，画面共有ができるのもよかったです．私の見ている画面を皆に見てもらえたので，意見を共有しやすくて．他の学生が探してきた資料も，画面共有の切り替えが必要だけど，すぐに共有できて便利でした．

教員：積極的にワークに参加してくれたのね．画面共有もうまく使ってくれてよかった．グループワークをしている中で何か困ったことはなかった？

学生：うーん，特には…あ！そういえば，家でZoomに入室していた学生で回線がつながりにくい子がいて，そのときは話が途切れ途切れになってしまってワークがしにくかったです．

教員：オンライン授業では起こりやすいトラブルね．どうやって対処したの？

学生：皆で調べて，カメラをオフにしたり入室し直してもらったりしました．そのときはグループ皆のカメラをオフにしたら音声は聞こえたので，皆のカメラをオフにしてワークしたんです．

教員：そうだったのね．じゃあ画面共有も難しかったのかしら．

学生：そうなんです．でも，画面共有ができなくて困っていたら，グループの子がチャット機能を使おうって提案してくれて．お互いにデータを送り合って，それぞれの画面で見ながらワークしました．なんとかワークはできたけれど，あれは大変だったなあ．

教員：皆で工夫して取り組んでくれたのね．授業は配信もしているので，回線が悪くて授業が途切れてしまったときは活用してね．

学生：ありがとうございます．Zoom授業は後で配信してもらえるから助かります．

教員：そのときに受けられるのが一番いいけれど，体調不良などの事情で授業が受けられない学生もいるからね．

学生：私も一度風邪で欠席してしまったときがあったけど，授業が配信してもらえるので遅れは感じずに次の授業が受けられました．資料も一緒に配信してもらえるからわざわざ取りに行かなくてもいいし，便利ですね．

教員：授業の配信は対面授業にはないメリットね．わからなかったところだけ繰り返し見ることもできるから，復習や課題をするときにもぜひ活用してほしいな．

学生：はい！

教員：他によいと思ったことはある？

学生：あとは，私は目が悪いので黒板が見えないことがあって，Zoom授業では画面で大きく表示できるので見やすかったです．ただ，長時間画面を見ていると目が疲れてしまうことがあって，連続で授業があったときはしんどかったです．

教員：なるほど．たしかにモニターを長時間見ているのは疲れてしまうね．次は授業の間で少し休憩を入れてみるね．

学生：ありがとうございます．

Zoom授業は対面授業と変わらない？

実際に学生がどのように感じているのかアンケートを実施しました（**図1**）．利便性の高そうなZoom授業ですが，実際には対面授業と変わらないと感じる学生が多いようです．

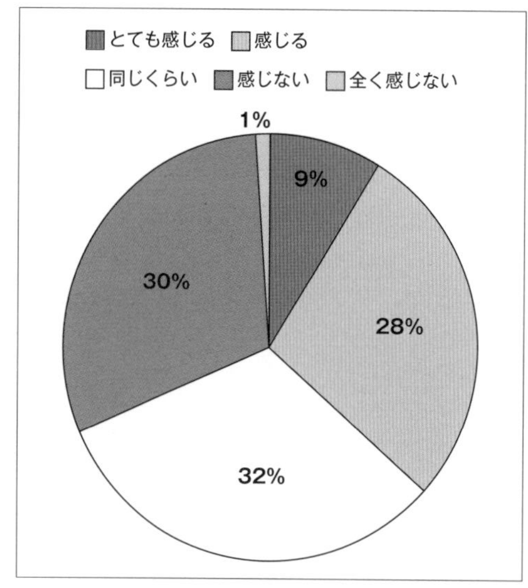

図1　Zoom授業は対面授業と比べてわかりやすいか

わかりやすい，わかりにくいと回答した学生の意見としては，それぞれ以下のとおりです．

①Zoom授業と対面授業を比較した肯定的な意見

- 画像が大きく表示されることで視認性が高まる
- 先生の表情がよく見えるため，感情のニュアンスを掴みやすい
- わからないことを共有して解決するプロセスが透明化される
- 画面共有機能で板書と異なりよく見える

②Zoom授業に対して否定的な意見

- 実際に自分で操作（体験）しないとわからない
- 対面のほうが集中して聞ける
- ネット環境が不安定で声が途切れて聞こえた

講義形式の授業では画面の見やすさなど可視性が高いことがメリットとなりますが，体験が重要視される演習などではZoom授業ではわかりにくいと感じる学生が出てき

そうですね.

Zoom授業やオンデマンド授業にはメリットもありますが，もちろん不便な点もあり，それぞれの特性を理解して授業設計を行うことが重要です（Part2参照）.

ビデオ会議サービスを導入している機関への調査では，Zoomが最も利用されているということがわかりました（**図2**）. 多くの機関では複数の会議サービスが導入されており，Office365やGoogle for Educationを導入している機関では，提供されているサービスを利用しているようです．学内で利用しているサービスと同一のビデオ会議サービスの利用により，学生の混乱を緩和できる可能性があります.

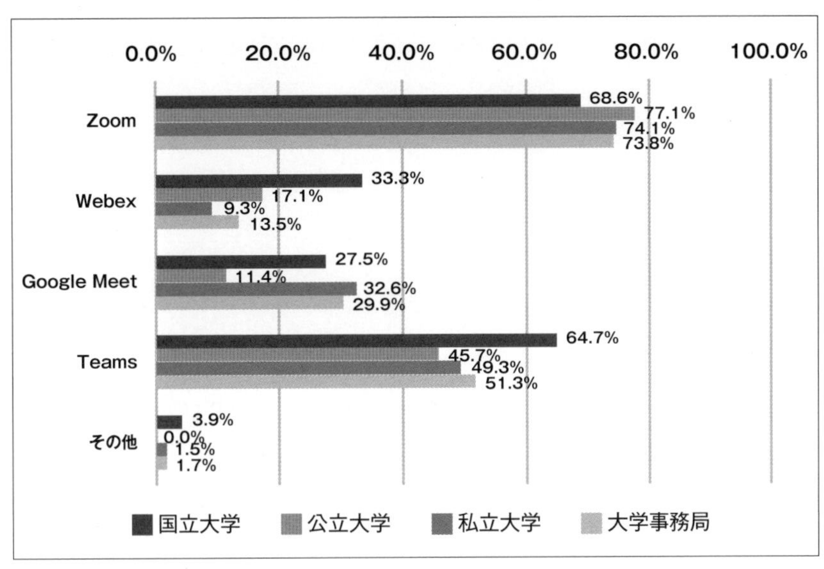

図2　ビデオ会議サービスの種類（設置者別）
（文献1より引用）

2　電子書籍，電子資料のメリットとデメリット

教員：さっきAさんが言ってくれた，資料の配信は他の学生からも好評なのよね．Aさんは機械が苦手と言っていたけど，資料は電子媒体で大変じゃない？

学生：初めて触ったときは大変でした．でも今は便利だなって思うことのほうが多いかな.

教員：あら，それは嬉しいけど少し意外かも．どういうところが便利と感じるの？

学生：大学生って授業ごとにもらう資料がたくさんあって，管理が大変なんです．私は大雑把なところがあるから，よく資料をなくしてしまうことがあって．電子の資料ならなくす心配はないし，配信期間なら何度でもダウンロードできるので助かってます.

教員：そうなのね．電子資料をうまく活用してくれているみたいでよかった．

学生：うーん，あまりその実感はないです….

教員：あら，どうしてそう思うの？

学生：先生の言ったとおり機械操作が苦手で…電子書籍は使いにくいなって思います．

教員：そうだったの…電子書籍も電子資料みたいに見やすいかと思っていたんだけど，使いにくいと感じていたのね．

学生：全部が嫌ではないんです．教科書もたくさんあるから，電子書籍ならタブレットだけで荷物が少なくて済むし，通学中の電車でも教科書が見れて予習や復習が移動時間でできるのは便利です．

教員：話を聞く限り使いこなせているように思うけれど，どうして使いにくいと思うの？

学生：私，高校生までは紙の教科書を使っていたんです．紙の教科書なら大事だって思ったところにマーカーで線が引けますよね？高校生の頃はよくそうしていたんですけど，電子教本になってそれができなくて，付箋とかも使えないのが不便だなって思います．

教員：あら，ふふふ．

学生：あ！先生，笑いごとじゃないですよ！

教員：ごめんなさい．でもAさん，電子書籍でもマーカーや付箋の機能は使えるのよ．

学生：え，そうなんですか？

教員：電子書籍を提供しているアプリケーションにもよるけれど，ほとんどのアプリケーションでマーカー機能やブックマーク機能がついているの．それにほら，こうしてみると….

学生：単語で検索もできるんですね！索引で調べてたからこれは便利かも．

教員：使い方の説明が不十分だったね．事前に説明を受けていると思っていたから，省略してしまってごめんなさい．

学生：いえ，使い方が知れてよかったです．

電子書籍は便利？使い方がわからない学生が多い可能性

文部科学省の調査によると，小学校～高等学校までの学習者用デジタル教科書の整備率は6.3％（令和3年3月時点）でした（**図3**）．また，大学では調査を行った機関のうち，12.3％の機関が電子教科書を作成または提供していると回答しました（**図4**）．

話題となっているデジタル教科書ですが，思っているよりも整備率が低いと感じたのではないでしょうか？つまり，せっかく大学で電子教本を導入したものの，学生は電子書籍を使い慣れておらず，機能を十分に使いこなせていない可能性が高いのです．実際にアンケートでは，操作面でネガティブな回答が得られました．

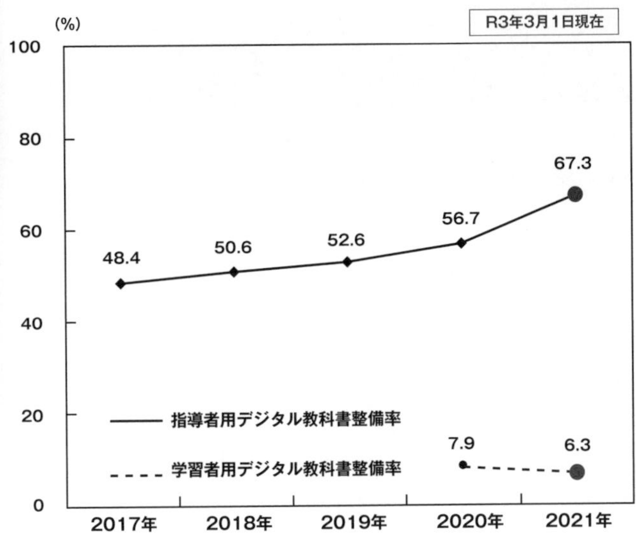

図3　指導者用・学習者用デジタル教科書整備率
（文献2より引用）

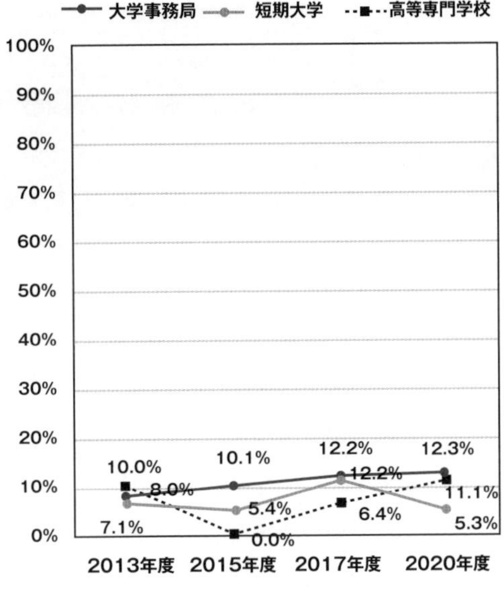

図4　電子教科書の作成・提供
（文献1より引用）

図3の注

＊ここでいう「指導者用デジタル教科書」は，令和3年3月1日現在で使用している教科書に準拠し，教員が大型提示装置などを用いて児童生徒への指導用に活用するデジタルコンテンツ（教職員などが授業のため自ら編集・加工したものを除く）をいう.

＊文部科学省から配布されている「Hi, friends！」「We Can!」「Let's Try!」はカウントしていない.

＊「学習者用デジタル教科書」は，紙の教科書の内容をすべて記載し，教育課程の一部または全部において，学校で使用している紙の教科書に代えて児童生徒が使用できるものをいう.

電子媒体でよくないと感じること

- 直接ちょっとしたメモなどを書いたりすることができない
- 書き込みにくさがあり，大事なところがわかりにくい
- 紙媒体に慣れているため，少し使いにくいと感じる
- 電子機器にうといため，苦手意識がある
- 電子教本はめくるのが大変
- 使い方がいまいちわからない
- 通信環境が整っていないと使用できない
- 充電不足，Wi-Fiの不具合があると不便と感じる

これは電子書籍に限ったことではありませんが，ICT機器を導入する際には指導者と学生双方が使用方法について理解している必要があります．新しい機器やアプリケーションの導入時には，事前に研修や説明会を行うなど操作方法が理解できるような介入を行いましょう．

3 学習用アプリケーションの実際 ～ロイロノートの導入例～

教員：ところで，私の授業では資料配布や課題の提出にロイロノートを使っていたけれど，使い心地はどうだった？

学生：ロイロノートって初めて聞いたアプリケーションで，最初は使えるようになるか不安でした．実際，使い方を覚えるまでは大変なこともあったけど，でも一度操作を覚えてしまえば難しいとは思わなかったかなあ．

教員：操作は問題なかったみたいね．

学生：そうですね．カードっていうのに戸惑ったんですけど，タッチすればすぐに編集できるし，タイピングだけじゃなくて手書きで書けるのも気に入ってます．私はキーボードで文字を打つのが遅いから….

教員：タイピングは慣れていない人は時間がかかるものね．紙に慣れている人にもロイロノートは使いやすいんじゃないかしら．課題の作成もロイロノートでしてもらっていたけれど，困ったことはなかった？

学生：操作で難しいと思うことはなかったかな．最初は先生が課題を送りますって言った後，突然自分の画面にカードが現れてびっくりしました．

教員：タイムリーなやり取りができるのもロイロノートの強みだからね．

学生：そうなんですね．たしかに，質問があったときにカードで送れるのは便利でした．友達にもカードが送れたから，課題の範囲を確認したりもできたんですよね．

教員：うまく使ってくれているみたいね．そういえば，グループワークでもロイロノートを活用してくれていたよね．

学生：そうですね．お互いが作ったカードを送り合えるから，皆の意見は共有しやすかったと思います．作成してきた事前課題をグループメンバーで共有できたから，グループの意見をまとめるのも楽でした．

教員：意見交換は学びを深めることができるから，そんなふうにポジティブな意見が聞けて嬉しいな．他に便利と思ったことはある？

学生：そうですね…やっぱり課題の作成と提出までアプリケーション1つで完結できることかな．資料も一緒に送られてきたので，タブレットがあれば移動時間でも課題ができて時間を有効活用できました．提出箱で提出期限も見えるから，課題を出し忘れることもなくてよかったです．

教員：Aさん，機械が苦手って言ってたけどやっぱり使いこなせてる気がする….

学生：そんなことないですよ．テストの受け方がわからなくて，先生にも聞きに行ったじゃないですか．

教員：そういえばそうね．でもすぐにできるようになってたし，苦手と思わなくてもいいんじゃないかな．

学生：そうですか？先生にそう言ってもらえると少し自信が出ます．

教員：そういえば,課題ではグループで取り組むものも出してみたんだけど,ロイロノートは活用できたかな？

学生：はい．家にいてもカードを送り合えたり，メンバーがコメントをつけて返してくれたりして，別々の場所にいてもグループワークができました．

教員：すばらしい．資料も電子が便利だと言ってくれてたね．

学生：そうなんです．ノートを日付で作成できるから，もらった資料を整理しやすいですし，もしどこに保存したかわからなくなっても，資料箱から確認できるので助かります．

教員：それはよかった.授業では動画撮影で看護技術の確認もしてもらっていたけれど,うまくできた？

学生：タブレットでの撮影は普段使っているスマホと操作が変わらなかったので簡単でした！撮影した動画も，客観的に自分を見られて復習にもなりますし，友達と動画を交換したり一緒に見たりして勉強にもなりました．でも，全体を撮影するときには離れて撮ってくれる人が必要で，1人では難しかったと思います．

教員：なるほど．動画の撮影はグループを組むようにしていたけど，欠席した学生がいたり，人数が少ないグループは大変だったかもしれないね．

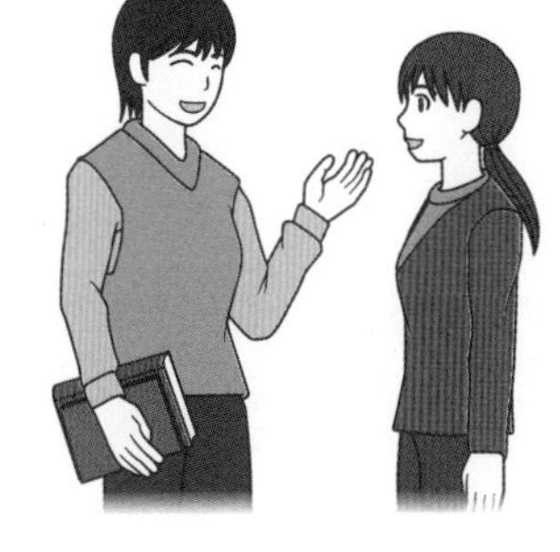

学生：そうですね．私も一度，他のグループに撮影をお願いされたことがあります．

教員：そうだったのね．次からは人数が少なくないか確認するわね．そういえば，授業の課題を匿名で公開していたけど，あれは役に立った？

学生：はい！他の人の意見を見ることができて参考になりました．

ロイロノートは，ノート作成と学習のための多機能なアプリケーションで，全国69の大学・専門学校で利用されています（https://n.loilo.tv/ja/casestudy#2）．ロイロノートを活用して授業を行うことで，学生は自分の考えを仲間と共有し，教員とも円滑にコミュニケーションをとることができます（Part3，ロイロノート参照）．

本書で紹介しているアプリケーションの他にも，近年では便利なアプリケーションが多数存在しています．

大学ICT推進協会は,授業内で使用しているICTツールについて調査しました（**図5**）．調査の結果，PowerPointなどのスライド，LMSなどの授業実施に関するツールがよく使われていることがわかりました．

	よくあてはまる	ややあてはまる	あまりあてはま		
(20) オンライン授業の実施	80.5%	15.9%			
(1) 学校情報の伝達	78.4%	17.9%			
(2) 授業に関する教材の提供	74.1%	22.2%			
(13) レポートなどの提出	69.6%	26.6%			
(16) 授業評価やアンケート	60.9%	28.6%			
(7) 学生・教員間のコミュニケーション	46.6%	43.5%			
(3) 授業外学習に対する支援	41.4%	35.9%	16.7%	1.1%	4.8%
(17) 授業の感想や振り返り	39.0%	42.1%	[illegible]	[illegible]	[illegible]
(4) 自学自習	36.9%	41.4%			
(12) テスト・アセスメント	26.2%	44.7%			
(14) これまでの学習活動のポートフォリオの提供（学習記録の提供）	23.0%	31.8%			
(18) 自己評価・他者評価・相互評価	18.0%	32.1%			
(15) 教育改善に向けた学習データの分析	17.2%	35.6%			
(19) 学外向けの宣伝	16.2%	18.9%			
(9) 学習者間のグループ活動による学習	16.1%	44.9%	[illegible]	[illegible]	[illegible]
(6) 反転授業	15.4%	37.1%	28.5%	5.9%	13.0%
(8) 学生間のコミュニケーション	15.3%	30.4%	37.2%	7.7%	9.4%
(5) リメディアル教育	13.2%	24.3%	38.0%	12.0%	12.5%
(11) 発見型・探索型学習	11.0%	35.9%	32.3%	5.9%	14.9%
(10) 授業中の投票	10.4%	37.6%	30.2%	8.1%	13.6%

「授業を実施するための支援」
が主たる目的

次いで自学自習やテストなどの
学習自体の支援

図5 「用いているICTツールの利用目的」の回答（授業に関する学習）
（文献1より引用）

調査結果からもわかるとおり，近年では便利なICTツールが増え，導入している機関も増加しています．しかし，繰り返しとなりますが，ICTの活用は方法の選択肢の1つであり，授業設計に合った選択が重要となります．授業の目的を設定し，目的に合ったツールを選択するようにしましょう．

4 使用するデバイスに関する意見

教員：これまで授業方法や資料のことでお話を聞いたけれど，使用しているデバイスのことも聞いていいかしら？

学生：もちろんです．

教員：じゃあ，学内のインターネット使用環境で困ったことはある？

学生：いえ，学内はどこでもWi-Fiが使えるので特に困ったことはなかったと思います．あ，でも野外だと場所によっては使えなかったこともあったかな．あとは空き教室が見つけれなかったときに作業場所がなくて困ることもあったかも．

教員：作業場所がなかったときはどうしていたの？

学生：大学は自習室があるので，個人で使うときはそこを使っていました．複数人で使うときは会話ができないので，食堂とか会話ができる学習ステーションとかを使っています．でも，そこも人が多いときは諦めることもあったかも….

教員：大学ではインターネット環境は十分だけど場所に困ることがあったのね．お家ではどうだった？

学生：そうですね．私は実家で暮らしているので，家でもインターネットが自由に使えてました．ただ，下宿している友達は家にWi-Fiがないから大学で課題をしていると言っていました．

教員：自宅にWi-Fiがない学生さんにとっては不便なこともありますね．どのように対処していたか聞いていますか？

学生：学内で課題をするか，学外ではスマホのテザリング機能を使っていたみたいです．でもテザリングは通信容量を使うから，ほとんど学校でしていると言っていました．一緒にカフェで勉強していて，フリーWi-Fiが使えたんですけど，テレビでそういうのは危険だって見たことがあるから使わなかったです．

教員：そうなのね．たしかにフリーWi-Fiは危険もあるから，Aさんとお友達の判断は正しいです．下宿している学生にとっては場所が制限されてしまうのはデメリットね．

テザリング（Tethering）

テザリングは，スマートフォンなどのモバイルデータ通信を使って，インターネット接続を他のデバイスと共有する方法です．これにより，スマートフォンのデータ接続を使用して，他のデバイス（ノートPC，タブレットなど）をインターネットに接続できます．テザリングを使用すると，どこでもモバイルインターネット接続を利用できますが，データ使用量に制限がある場合があります．

フリーWi-Fi（Free Wi-Fi）

フリーWi-Fiは，公共の場所や施設（カフェ，図書館，空港など）で提供される無料の無線インターネット接続サービスです．一般に，利用者は無料でインターネットにアクセスできます．フリーWi-Fiを使用する場合，通信内容のぞき見や，乗っ取り・遠隔操作されるなどの危険性があります．個人情報や重要なデータの送信は注意しましょう．

ICTの導入を検討したとき，必ず必要となるのがインターネット接続環境などのインフラ整備です．キャンパス内の無線LAN導入状況に関する調査では，ほとんどの機関で無線LANが導入されていることがわかりました（**図6**）．

学生からのアンケートでは，インターネットに接続できないと教材が利用できないという点がデメリットで挙げられました．学内はもちろんのこと，学生の利用できるインターネット環境についても配慮が必要です．

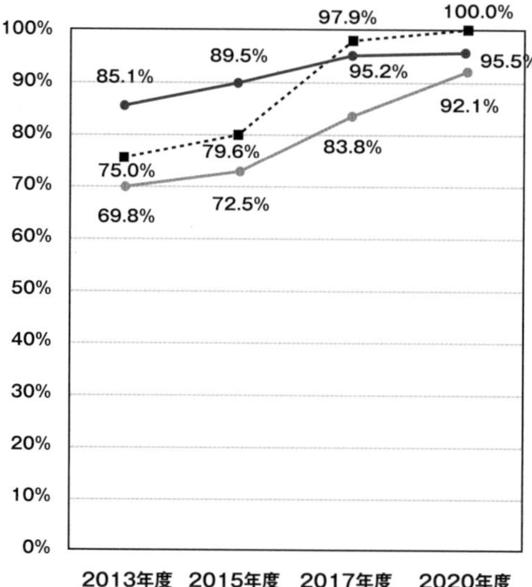

図6　キャンパス内の無線LAN
（文献1より引用）

教員：ちなみにAさんが使っているタブレットはiPad？

学生：そうです.

教員：大学ではWindowsも選択してよいことになっているけど，何か理由はある？

学生：タブレットのことは詳しくなくて，友達が皆iPadを買うって言ってたんです. 何か困ったことがあったら友達に聞けるかと思ってiPadにしました. あ，でも同じiPadでもモデルは違っていた気がします. わたしはiPadだけど，友達はiPad Airでした.

教員：そうだったのね. じゃあ，使っている中で実際に困ったことはある？

学生：うーん，すごく困っているわけではないんですけど，容量のことは気にしています. 電子教本や動画は容量が大きいので，すぐに容量がいっぱいになってしまって. 友達はそんなの気にしたことないって言っていて，うらやましいときもあります.

教員：そうだったのね. タブレットも製品によって良し悪しがあるから，購入前に自分に合っているかの確認は必要ね.

学生：うぅ…. そのとおりです.

教員：最近ではタブレットの種類も増えてきているから，選ぶのも一苦労よね. 大学ではiPadならサポートもしているから，何か困ったことがあれば相談してね. ところで，容量がいっぱいになったときはどう対処しているの？

学生：いらないデータを削除したり，クラウドに保存したりしています. 私生活では動画サイトやSNSを少し見るくらいなので何とか対応できてます. でも消したくないデータもだんだん増えてきて，有料のクラウドも考えたほうがいいのかな….

教員：クラウドを活用してくれているのね．大学でも推奨の容量を提示しているけど，必ず対応できるわけではないものね．

学生：そうなんです．自分で稼いだバイト代で買ったものだから，簡単に買い替えもできなくて…．でも，もう少し容量のあるものにすればよかったなとは思います．

教員：外付けのHDDでデータを保存しておくこともできるから，買い替えるより安価で容量を増やすこともできるよ．

学生：そうなんですか？まだ2年生だし，それも検討してみます．

教員：また困ったことがあったら何でも相談してね．

学生：はい．ありがとうございます．

このインタビューはフィクションですが，内容は実際にあった学生からの相談や，アンケートをもとに作成したものです．実際にICT機器や新しいアプリケーションを導入してみると，教員が思ってもみないところでトラブルが発生します．導入前の検討ももちろん重要ですが，導入後の学生へのサポートも視野に入れておくことが重要となります．

引用文献

1）大学ICT推進協議会（AXIES）．（2022）．2020年度 高等教育機関におけるICTの利活用に関わる調査研究報告（速報版）．
（https://ict.axies.jp/_media/sites/11/2022/08/2020_axies_ict_survey_summary_v1.pdf）

2）文部科学省．（2021）．令和2年度学校における教育の情報化の実態等に関する調査結果（概要）．
（https://www.mext.go.jp/content/20210827-mxt_jogai01-000017383_08.pdf）

＊Webページの参照日はすべて2023年12月12日

Part 6

ICTについてのQ&A

本Partでは，学生からよく聞かれる質問や，よく遭遇する場面について，Q&A形式でまとめました．

ICT全体について

Q1　スマホやタブレットの操作が苦手です

A1

何を苦手に感じているのか，具体的に確認してみましょう．そのうえで，以下を学生に伝えてみましょう．

- 得意な学生さんに使い方のコツを教えてもらう
- ネットで「タブレット　有効活用」など，自分で検索してみる
- 問題が発生したときにサポートしてもらえる学内のサポート体制（どこに行けば教えてもえらえるか）を伝えておく

Q2　紙で資料を配ってほしいです

A2

まず，学生の希望を尊重し，なぜ紙の資料を好むのかを理解しましょう．学生に直接質問して，その理由を明らかにすることが大切です．そのうえで，以下を検討してみましょう．

- 電子資料と紙資料と，選択肢を用意する
- 学生に資料の電子化によるメリットを理解してもらえるよう説明する（検索可能，持ち運びやストックの容易さ，環境やコスト面など）
- 授業内容の工夫で，学生が感じている困難さを解決できないか検討する

また，科目や教員によって紙資料を配布したり配布しなかったりすることで，学生から不満が出ることがあります．

→大学もしくは学部・学科単位などで，共通の方針をそろえておきましょう

→方針と異なる場合は，理由や目的を丁寧に説明することで，学生の理解が得られます

Q3　先生に講義で説明してもらわないと，理解できているか不安です

A3

反転授業を実施すると，よく学生から聞く声です．学生の声に共感的な理解を示しながらも，なぜ不安に感じるのか，その原因を探し出し，解決していく必要があります．漠然と，「講義を聞けば理解できる」「先生の説明を聞きたい」と思っているとしたら，意図を説明する必要があります．

- 自分で学習する姿勢を養うことの重要性を伝えましょう
- 学習目標に対する評価やフィードバックが十分にできているか見直す

学習目標が達成できているか否か，が重要なポイントであり，確実に学びが達

成できているとわかれば学生は必ず安心できます．学生からのSOSと捉えて，課題の習得状況に対する評価やフィードバックが十分であるか，授業内容を見直すとよいでしょう．

Q4　課題が多すぎると思います！

A4

オンデマンド授業の場合，動画視聴と課題実施とで，こちらが想像しているよりも，課題実施に時間がかかる場合が多くあります．想定している2/3くらいの課題量にとどめるとよいでしょう．

授業形態にかかわらず，以下を参考にしてみましょう．

- 教員として，課題の目安時間がどれくらいなのか伝える
- 学生全体の声をアンケートなどで吸い上げ，課題が多いと感じているのが，一部の学生だけなのか，多くの学生が感じているのか確認する
  →半分以上の学生が感じている場合は，課題の内容を見直す
  →一部の対応だけの場合は，個別に対応が必要です

オンライン授業について

Q1　オンラインの授業だと集中がもちません

A1

教員としてできることは2つあります．

①授業内容を工夫する（Part2，Part4参照）

講義中心で単調にならないように意識する必要があります．

②学生自身に，自分で学習意欲を高める方法を伝えて実践してもらう

ARCSモデル（Part2，ID⑧参照）には，**学習意欲を高める作戦（学習者編）**もあります．特に授業時に学生が実施しやすい，A（注意）とR（関連性）の項目から一部を紹介します．

【注意 Attention】

●目をぱっちり開ける：A-1知覚的喚起

・勉強環境をそれらしく整え，勉強の「構え」ができる工夫をする

・眠気防止の策を編み出す（ガム，冷房，コーヒー，体操など）

・眠いときは眠い，十分睡眠をとって学習に臨む

●好奇心を大切にする：A-2探求心の喚起

・なぜだろう？という素朴な疑問を大切にし，追求する

・今までに習ったことと矛盾がないか考えてみる

・不思議に思ったことを自分で調べてみる

・自分とは違った捉え方をしている仲間の意見を聞いてみる

●マンネリを避ける：A-3変化性

・時折勉強のやり方や環境を変えて気分転換を図る

・自分で勉強のやり方を工夫すること自体を楽しむ

【関連性 Relevance】

●自分の味付けにする：R-1親しみやすさ

・自分に関心がある，得意な分野にあてはめて例を考えてみる

・説明を自分なりの言葉で言い換えてみる

・今までに勉強したこととどうつながるかチェックする

・新しく習うことに対して，～のようなもの（比喩）を考えてみる

●目標を目指す：R-2目的指向性

・与えられた課題に対し，自分のものとして積極的に取り組む

・自分が努力することでどんなメリットがあるか考える

・自分にとってやりがいのあるゴールを設定し，それを目指す

●プロセスを楽しむ：R-3動機との一致

・自分の得意なやりやすい方法でするようにする

・勉強すること自体を楽しめる方便を考える

（文献1より引用）

Q2　オンラインのグループワークが苦手です

A2

まずは学生に共感を示しながら，どこに苦手を感じているのか具体的に聞いてみましょう．よくある回答は，

・沈黙になってしまう

・声がかぶってしまう

・グループワークに参加しない人がいる

などでしょうか．

大前提として，たしかにオンラインでのグループワークは，対面に比べて相手の視線・表情・仕草といった非言語的手がかり情報が得にくく，自分の発話に対するフィードバックがわかりにくいという特徴があります．そのため，文字情報

以上の文脈が伝わりにくく，グループワークの参加者に不安やストレス，フラストレーションを引き起こしてしまうことが，さまざまな研究で報告されています[2)].

オンラインのグループワークはたしかに難しさがあります．しかし，その分，反応を大きくしたり，皆が主体的・協調的な振る舞いを習得するチャンスであることを，学生全体に伝えておくことが重要です．オンラインで苦労したことは，必ず対面でのグループワークを円滑に進める力になります．

教員としては，

・ルール（司会が指名する，名簿順で話す，など）を指定する，と同時に，

・グループメンバー全員からヒアリングし，調整する

・ファシリテートに積極的に入る

などが実践できることでしょう．

それでもうまくいかない場合もあります（それは対面でも同じでしょう）．その場合は，グループワークの相手を責めるのではなく，自分のできることに集中することを伝えましょう．

【実際のエピソード】

3人グループのグループワークで，AさんとBさんから，Cさんがいつも全く発言してくれない，と不満が聞かれました．せっかくCさんが発言できるように，Cさんはどう思う？と聞いても返事がない，とのこと．

一方，Cさんに話を聞くと，「AさんとBさんは元々仲がよかったため，いつもオンラインでも授業内容以外のことも含め盛り上がって話していることがあり，非常に話づらい」また，「話をせっかくふってもらっても，自分の意見を考えている間に進んでしまい，スムーズに意見が言えず申し訳なく思っている」と話していました．

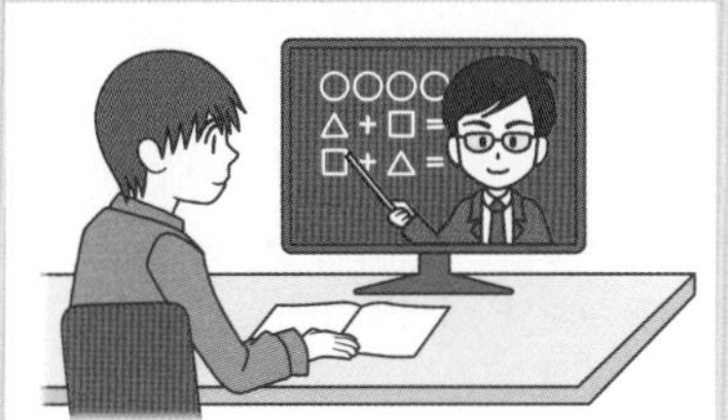

そこで，双方の了承を得て，お互いの思いを伝えてもらったところ，徐々にグループワークがうまくいくようになり，最後のコメントで，力を合わせて頑張れてよかった，と記載するまでにチーム力が向上していました．

Q3　オンライン授業だと質問しにくいです

A3

質問がしやすいように，以下のような工夫が実践できます．

・いつでもチャット欄に記入していいことを伝えておく

・授業時間中に，定期的に質問セッションの時間をとる（質問はありませんか？と聞いてから，数分は待つようにしましょう．対面のコミュニケーションとは異なり，入力などに時間がかかります）

・グループワークなど，学生同士で質問がないか検討する時間を設けましょう（個人に聞くより，グループのほうが発言しやすくなります）

・オンライン授業以外でのメールなどでの質問を受ける手段を設けましょう

・オンライン授業が終了した後，意図的にルームを閉めずに開放しておく時間を設けましょう（質問したい学生は残って発言してくれることが多いです）．

Q4　グループワークでもカメラをオンにしたくありません

A4

まずは，なぜカメラをオンにしたくないのか，学生に確認しましょう．カメラをオフのまま授業を受けることは，学生の権利であり，強制することはないこと，成績には関係ないことなどを伝え，安心できる環境を整えたうえでヒアリングしましょう．

よくある理由とそれに対する回答の例を示します（**表1**）．原因を確認し，教員から対策や代替案を提案しても，学生がカメラオフを選択する場合も多くあります．その場合，カメラをオフで参加することそのものは問題ないが，カメラがオンできないことをグループメンバーに伝え，その分，音声やチャット欄などでしっかり反応を示す必要性を学生に伝えましょう．

表1　カメラをオンにしたくない主な理由

家の中がぐちゃぐちゃ / 他の家族が映り込んでしまう	背景にモザイクをかける方法を伝えてみましょう．
寝起きでぼさぼさ，化粧ができていない	グループワークがあること，そこではカメラをオンにしてほしいことは事前に伝えられていたでしょうか． 事前に伝えていたのであれば，オンライン授業であっても最低限の準備は必要であることや，身だしなみを整えて授業に参加したほうが，スイッチが入り学習意欲が高まることなどを説明しましょう．
ネット回線が乏しく，カメラをオンにすると画面が固まってしまう	授業で使用しているデバイス以外で自宅の Wi-Fi などに接続されているものがないか確認し，できる限りオフにしてみましょう 自宅ではなくネット環境が問題ない大学で受講する選択はないか確認してみましょう．

Q5　オンライン授業だと目が疲れます（などの身体的な不調の訴え）

A5

オンライン授業などで，デジタルディスプレイを長時間使用することで，VDT（Visual Display Terminal）症候群と呼ばれる，身体的・精神的疲労につながることが明らかになっています．主な心身の不調は以下のとおりです．

①眼症状

・眼精疲労による眼痛や頭痛
・ドライアイによる乾燥感，異物感，羞明（しゅうめい）（眩しいこと），視力低下，頭痛など

②筋骨格系症状

・首，肩，腰のこり
・腕，手の痛みやしびれ

③精神症状

頭痛，耳鳴り，イライラ，倦怠感，疲労感など

これらの症状出現を予防するために，厚生労働省は，「情報機器作業における労働衛生管理のためのガイドライン」[3] を定めており，以下の内容を学生に周知すると同時に，教員も授業内容に気をつける必要があります（以下，抜粋）．

作業に適した環境を整えましょう

・照明：机上の照度は300ルクス以上が目安
・パソコン機器：①照度やコントラストの調整，②位置や向きの調整，③動かせるキーボードやマウス
・イス：安定して座れて移動しやすい，座面の高さや背もたれが調整できる

疲れない方法で作業しましょう

・1時間以内で1サイクル，サイクル中にも1～2回の小休止
・イスに正しく座り，足裏の全体が床に接するように
・長時間同じ姿勢にならないように，時折立ち上がる
・ディスプレイは，眼から40cm以上の距離

テクニカル面について

Q1　ネットがつながらなくて授業が途中で聞けなかった

A1

オンラインでの授業では，テクニカルな問題で授業が聞けなかった場合を常に想定しておかなければなりません．

最も多くの場合で実施されているのが，録画しておいて，配信・公開する方法でしょう．その場合には，できる限り学生の個人情報（氏名や顔など）が映り込まないように工夫し，録画と公開に関して受講生から許諾をとっておく必要があります（Part2参照）．

Q2　ネットがつながらなくて課題が出せなかった

A2

テクニカル上のトラブルが起きて提出できない場合は，できるだけ起きたそのときに連絡するように，事前に伝えておきましょう．上記の場合に成績の扱いはどうなるか，事前に決めて学生に周知しておきましょう．

Q3　アプリケーションにログインするIDとパスワードを忘れた

A3

学生には，セキュリティのためにも，事前にIDとパスワードの扱いについてレクチャーしておく必要があります．例を挙げます．

- ・パスワードは8文字できれば12文字以上の，大文字・小文字・数字などが含まれる複雑なものにしましょう
- ・定期的な変更が必要です
- ・他者と決して共有してはいけません
- ・パスワードは紙に書いて保管したり，専用のパスワード管理アプリケーションを使用するなど，安全な保存方法を選択する必要があります
- ・できるだけ2段階認証を有効にしましょう
- ・個人のデバイスでなく，共有のデバイスでログインした場合は，必ずログアウトするようにしましょう．

実習記録などについて

Q1　手書きのほうが楽です，なんで手書きではダメなの？

A1

電子化のメリット（修正が楽，即時に共有できる，教員のフィードバックが速くなるなど）を伝えましょう．また，病院で働いてからは，電子カルテに看護記録を書く可能性が高く，慣れておくことも大切です．

ただし，学生によっては電子化によって過度な負担を感じる場合も考えられます．実習で電子記録にする場合は，必ず事前の授業や演習から記録を電子にするよう心がけましょう．

Q2　実習で患者情報を電子記録として扱うのが，個人情報を漏らしてしまわないか不安です．できることは何ですか？（Part2参照）

A2

以下に学生自身が実践できる対策の例を示します．

- 使用するデバイスのセキュリティ（ウイルス対策ソフトなど）が最新の状態になっているか確認する
- 常に記録はパスワードをかける
- 実習記録をメールやLINEで友人や教員に絶対に送らない
- 使用しているデバイスをフリーWi-Fiにつながない
- 使用しているデバイスで，不審なメールや添付ファイルを開けない
- 不特定多数が出入りする場所にデバイスを放置しない
- 大学や病院などで使用する場合も，離席するときはロックをかけてから過去のインシデントの例がある場合には，それを伝えておくのも有効でしょう．

Q3　間違えてデータが全部消えてしまいました！どうしたらいいですか？

A3

学生はパニックになっていることが多いです．冷静になれるように，まずは「大丈夫だよ」と声をかけましょう．

そのうえで，バックアップの有無を確認します．システムやソフトウェアにバックアップ機能がある場合，以前のデータを復元できるか確認しましょう．バックアップがあれば，それを使用してデータを復元できます．難しい場合は，手動で復元せざるを得ないときもあります．

最後に，再発防止策を検討し，関係者に報告しましょう．

その他

Q1　授業時間内にタブレットで，授業と関係のない操作をしていた

A1

まず学生との対話を重視しましょう．学生を責めるのではなく，冷静に授業に集中しない理由やニーズを理解できることに注力しましょう．そのうえで，下記ができているか確認してみましょう．

- ・タブレット使用に関するルールが明示できているか
- ・授業時間中にタブレットを有効活用できる内容を盛り込む（わからない単語をその場で調べる，必要な動画を視聴する，など）
- ・学生がタブレットを使用できる時間を設け，メリハリをつけられているか

Q2　ICTを活用する力を伸ばすために普段から意識できることは何ですか？

A2

わからないことは自分で調べてみましょう．調べた内容の出典があるかどうか，著者の記載があるか，確認する癖をつけることが重要です．また，積極的にchat GPT（AI）や新しいアプリケーションを活用してみることで，デジタルツールを賢く使う力が身につきます．日頃からセキュリティに関する意識を高くもち，個人情報やパスワードの扱いを慎重にしましょう．

引用文献

1）鈴木克明（監修），市川尚，根本淳子（編著）．（2016）．インストラクショナルデザインの道具箱101．北大路書房．

2）Hilliard, J., Kear, K., Donelan, H. et al. (2020). Students' experiences of anxiety in an assessed, online, collaborative project. Computers & Educations.143. (https://www.sciencedirect.com/science/article/abs/pii/S0360131519302283)

3）厚生労働省．（2019）．情報機器作業における労働衛生管理のためのガイドライン．(https://www.mhlw.go.jp/content/000580827.pdf)

＊Webページの参照日はすべて2023年12月12日

巻末資料

ICTと教育

●教育にかかわる社会動向も含めて，根拠からしっかりICT活用について学びたい

・北海道教育大学 未来の学び協創研究センター（監修），姫野完治，川俣智路，後藤泰宏（2022）．「ICTを活用したこれからの学び～次世代を担う教師のためのICT入門～」一莖書房

●Microsoft 関連の教育システムを活用したい

・清水理史＆できるシリーズ編集部（2022）．「できるICT授業　Teams for EducationとMicrosoft365で実現する対話的な学び」インプレス

●Google関連の教育システムを活用したい

・渡辺光輝，井上嘉名芽，辻史朗，林孝茂，前多昌顕（2022）．「逆引き版ICT活用授業ハンドブック」東洋館出版社

●インストラクショナル・デザインと具体事例をふまえて，ICT活用について網羅的に学びたい

・藤本かおる（2019）．「教室へのICT活用入門」国書刊行会

ICTと看護教育

●実践的な看護映像教材作成のハウツーが知りたい

・相撲佐希子（編著），石井成郎，澤野弘明，鈴木裕利，宮崎亮（2022）．「ICTを使った看護教育・実習ハウツーBOOK」金芳堂

●オンラインで授業や研修に使える仕掛けを具体的に知りたい

・政岡祐輝，北別府孝輔，山田修平（編著）（2023）．「看護教育のためのオンライン活用エッセンス～授業・研修に使える仕掛け～」医学書院

インストラクショナル・デザイン

●インストラクショナル・デザインの基礎を学びたい

・鈴木克明（2002）．「教材設計マニュアル～独学を支援するために～」北大路書房

●理論からインストラクショナル・デザインを学びたい

・ライゲルース・カー＝シェルマン（編著）, 鈴木克明, 林雄介（監訳）（2016）.「インストラクショナルデザインの理論とモデル～共通知識基盤の構築に向けて～」北大路書房

●学習意欲や動機づけについて特に学びたい

・ケラー（著）, 鈴木克明（監訳）（2010）.「学習意欲をデザインする～ARCSモデルによるインストラクショナルデザイン～」北大路書房

●辞書のように使えるインストラクショナル・デザインの理論を探したい

・鈴木克明（監修）, 市川尚, 根本淳子（編著）（2016）.「インストラクショナルデザインの道具箱101」北大路書房

法律・セキュリティ・リテラシー

●個人情報保護法について法律の根拠から学びたい

・田中浩之・蔦大輔（編著）, 平岡優, 塩崎耕平, 本嶋孔太郎（著）（2022）.「60分で分かる！改正個人情報保護法 超入門」技術評論社

●著作権について学びたい

・三坂和也, 井髙将斗（2023）.「著作権のツボとコツがゼッタイにわかる本」秀和システム

●セキュリティについて1から仕組みを知りたい

・増井敏克（2018）.「図解まるわかり セキュリティのしくみ」翔泳社

●デジタル・シティズンシップについて学びたい

・マイク・リブル＆マーティ・パーク（著）, 日本デジタル・シティズンシップ教育研究会, 豊福晋平（訳）（2023）.「子どもの未来をつくる人のためのデジタル・シティズンシップ・ガイドブックforスクール」教育開発研究所

索　引

和文索引

欧文索引

＊本書籍の訂正などの最新情報は，当社ホームページ（https://www.sogo-igaku.co.jp）をご覧ください．

看護教員・学生のための
ICTで学ぶ看護

2024年 2 月10日発行　　第1版第1刷©

監修者　徳永（とくなが）　基与子（きよこ）

編集者　西村（にしむら）　舞琴（まこと）

発行者　渡辺　嘉之

発行所　株式会社　**総合医学社**

〒101-0061　東京都千代田区神田三崎町1-1-4
電話　03-3219-2920　　FAX　03-3219-0410
URL　https://www.sogo-igaku.co.jp

Printed in Japan　　株式会社公栄社
ISBN 978-4-88378-942-9